中国医学临床百家

杨 涛／著

1型糖尿病
杨 涛 2022 观点

科学技术文献出版社
SCIENTIFIC AND TECHNICAL DOCUMENTATION PRESS

·北京·

图书在版编目（CIP）数据

1 型糖尿病杨涛 2022 观点/杨涛著. —北京：科学技术文献出版社，2021.11
（2022.11重印）

ISBN 978-7-5189-8535-7

Ⅰ.①1… Ⅱ.①杨… Ⅲ.①糖尿病—诊疗 Ⅳ.①R587.1

中国版本图书馆 CIP 数据核字（2021）第 218664 号

1 型糖尿病杨涛 2022 观点

策划编辑：蔡　霞　责任编辑：蔡　霞　责任校对：张　微　责任出版：张志平	

出　版　者　科学技术文献出版社
地　　　址　北京市复兴路 15 号　邮编　100038
编　务　部　（010）58882938，58882087（传真）
发　行　部　（010）58882868，58882870（传真）
邮　购　部　（010）58882873
官 方 网 址　www.stdp.com.cn
发　行　者　科学技术文献出版社发行　全国各地新华书店经销
印　刷　者　北京虎彩文化传播有限公司
版　　　次　2021 年 11 月第 1 版　2022 年 11 月第 3 次印刷
开　　　本　710×1000　1/16
字　　　数　86 千
印　　　张　10.25
书　　　号　ISBN 978-7-5189-8535-7
定　　　价　98.00 元

《中国医学临床百家》 总序

Preface

韩启德

欧洲文艺复兴后，以维萨利发表《人体构造》为标志，现代医学不断发展，特别是从 19 世纪末开始，随着科学技术成果大量应用于医学，现代医学发展日新月异，发生了根本性的变化。

在过去的一个世纪里，我国现代化进程加快，现代医学也急起直追。但由于启程晚，经济社会发展落后，在相当长的时期里，我国的现代医学远远落后于发达国家。记得 20 世纪 50 年代，我虽然生活在上海这个最发达的城市里，但是母亲做子宫切除术还要到全市最高级的医院才能完成；我患猩红热继发严重风湿性心包炎，只在最严重昏迷时用过一点青霉素。20世纪60—70年代，我从上海第一医学院毕业后到陕西农村基层工作，在很多时候还只能靠"一根针，一把草"治病。但是改革开放仅仅30多年，我国现代医学的发展水平已经接近发达国家。可以说，世界上所有先进的诊疗方法，中国的医生都能做，有的还做得更好。更为可喜的是，近年来我国医学界开始取得越来越多的原创性成果，在某些点上已经处于世界领先地位。中国医生已经不再盲从发达国家的疾病诊疗指南，而能根据我们自己的经验和发现，根据我国自己的实际情况制定临床标准和规范。我们越来越有自己的东西了。

要把我们"自己的东西"扩展开来，要获得越来越多"自己的东西"，就必须加强学术交流。我们一直非常重视与国外的学术交流，第一时间掌握国外学术动向，越来越多地参与国际学术会议，有了"自己的东西"也总是要在国外著名刊物去发表。但与此同时，我们更需要重视国内的学术交流，第一时间把自己的创新成果和可贵的经验传播给国内同行，不仅为加强学术互动，促进学术发展，更为学术成果的推广和应用，推动我国医学事业发展。

我国医学发展很不平衡，经济发达地区与落后地区之间差别巨大，先进医疗技术往往只有在大城市、大医院才能开展。在这种情况下，更需要采取有效方式，把现代医学的最新进展以及我国自己的研究成果和先进经验广泛传播出去。

基于以上考虑，科学技术文献出版社精心策划出版《中国医学临床百家》丛书。每本书涵盖一种或一类疾病，由该疾病领域领军专家撰写，重点介绍学术发展历史和最新研究进展，并提供具体临床实践指导。临床疾病上千种，丛书拟以每年百种以上规模持续出版，高时效性地整体展示我国临床研究和实践的最高水平，不能不说是一个重大和艰难的任务。

我浏览了丛书中已经完稿的几本书，感觉都写得很好，既全面阐述了有关疾病的基本知识及其来龙去脉，又介绍了疾病的最新进展，包括笔者本人及其团队的创新性观点和临床经验，学风严谨，内容深入浅出。相信每一本都保持这样质量的书定会受到医学界的欢迎，成为我国又一项成功的优秀出版工程。

《中国医学临床百家》丛书出版工程的启动，是我国现代医学百年进步的标志，也必将对我国临床医学发展起到积极的推动作用。衷心希望《中国医学临床百家》丛书的出版取得圆满成功！

是为序。

2016 年作于北京

推荐序
Preface

糖尿病是当前威胁全球人类健康最重要的慢性非传染性疾病之一。1型糖尿病（type 1 diabetes mellitus，T1DM）占糖尿病患者的5%~10%。由于胰岛素绝对缺乏及多种病理状态存在，相较于其他类型糖尿病，1型糖尿病患者血糖控制难度大，预后相对较差。流行病学调查结果显示，自1950年起1型糖尿病的发病率逐步上升，在过去30年间全球范围内平均每年增长3%~4%。我国1型糖尿病发病率也呈现较快上升趋势。以0~14岁的儿童为例，1984—1994年发病率为0.51/10万人年，2010—2013年为1.93/10万人年，发病率增加了3.8倍。

虽然中国 T1DM 的发病率较西方国家低，但由于人口基数庞大及发病率逐年增加，我国 T1DM 患者累积数量依然巨大，已成为重大公共卫生问题之一。中国 1 型糖尿病发病年龄分布情况表明，10 ~ 14 岁年龄组发病率达到高峰（2.68/10 万人年），而成人发病的 T1DM 由于确诊难度大，难以得出确切发病率的数据，使得其常常被低估。

相较于发达国家，我国 1 型糖尿病患者的临床结局不甚乐观。多项流行病学调查研究提示，我国 1 型糖尿病患者血糖达标率低、急慢性并发症发病率高、生存年限短。因此，迫切需要广大医务工作者提高对 1 型糖尿病的重视。

杨涛教授团队从事 1 型糖尿病研究凡二十年，潜精积思，积铢累寸，在 1 型糖尿病领域有所建树，在该领域取得了多项国内外认可的科研成就，成绩卓著。本书由杨涛教授带领研究团队整合国内、国际最新的临床和科研证据，将 1 型糖尿病的流行病学现状、基础研究及临床诊治最新进展汇集归纳，并融汇杨涛教授及其团队精辟独到的观点及他们研究的科学结论。文笔流畅、内容充实，观点鲜明，科学性强，引人入胜。在拜读本书后，我深感受益匪浅。在此推荐给大家，希望本书出版能够帮助科研和临床工作者加深对

1 型糖尿病的理解和认知，开展相关的基础和临床研究，推动我国 1 型糖尿病临床及科研水平的全面提升，全面改善我国 1 型糖尿病患者的生存现状。

2021 年 10 月 16 日

作者简介
Author introduction

杨涛，博士，主任医师，二级教授，博士研究生导师。现任南京医科大学第一附属医院（江苏省人民医院）内分泌科主任。现为国际自身免疫糖尿病学会委员、国际胰腺和胰岛移植协会委员、中华医学会内分泌学分会常务委员、免疫内分泌学组组长、中国老年医学学会内分泌代谢分会副会长、老年胰岛代谢学术工作委员会主任委员、江苏省医学会内分泌学分会前任主任委员、江苏省医学会糖尿病学分会候任主任委员、中国民主同盟第十二届中央委员会委员、健康与卫生委员会委员，担任人民卫生出版社高等学校五年制本科教材《内科学（第9版）》编委、人民卫生出版社高等学校成人教育专升本《内科学（第4版）》主编、*Diabetes Research and Clinical Practice* 副主编、《中华内分泌代谢杂志》《中华糖尿病杂志》编委。主要研究方向为胰岛功能障碍与胰岛免疫损伤，2003—2006年于美国科罗拉多大学 Barbara Davis 糖尿病中心做博士后研究工作，主持在研国家自然科学基金重点项目1项，主持完成国家自然科学基金重点项目1项、面上项目3项、"973"前期研究计划1项，以通讯作者身份发表被 SCI 收录论文70余篇。

前 言
Foreword

1 型糖尿病（type 1 diabetes mellitus，T1DM）是遗传易感个体在某些环境因素触发下，由自身免疫介导的以胰岛 β 细胞损害为主要特征的器官特异性自身免疫性疾病。T1DM 可见于各个年龄段，并表现为不同的临床特征和胰岛功能衰竭速度。经典 T1DM 发病年龄较低，通常发生于儿童及青少年，临床特征包括起病急骤，"三多一少"症状明显，有酮症或酮症酸中毒倾向，空腹或刺激后血清胰岛素或 C 肽水平低下甚至缺如，治疗上依赖胰岛素。而成人起病的 T1DM 病程进展相对缓慢，可能不会出现上述典型表现，常与 2 型糖尿病（type 2 diabetes mellitus，T2DM）存在相似的临床表型。

由于 T1DM 患者胰岛素绝对缺乏，胰岛素替代治疗是 1 型糖尿病患者赖以生存的治疗手段。掌握胰岛素替代治疗方案及其相关的血糖监测、饮食及运动治疗方案成为 T1DM 患者及其家庭必须掌握的"生存"技能。这是一个复杂而耗时的过程，需要患者及其家庭具备一定程度的疾病治疗和自我管理知识、健康素养和计算能力，也需要一个多学科糖尿病团队联合初级保健医生共同合作提供糖尿病教育、治疗和管理。但由于T1DM 治疗团队的诊疗技术存在差异，诊疗管理水平参差不齐，常导致 T1DM 诊断错误和治疗混乱，从而影响患者的生存质量及预后。相关流行病学调查显示，我国 T1DM 患者"基础+餐时"的胰岛素强化治疗方案应用率低、血糖监测频率及血糖达标率低、糖尿病教育短缺、自我管理能力差、急慢性并发症高发、预期寿命短。

为了改善我国 T1DM 患者生存现状，内科和内分泌专科医生需要系统强化 T1DM 的知识水平、诊疗技术和管理策略。在此我们编写此书，希望通过深化临床医生对于 T1DM 的理解及认知，优化我国 T1DM 治疗团队的诊疗管理水平，进而改善患者的代谢控制情况，降低并发症风险，提高生活质量，延长患者寿命。

近年来，国内外学者对 T1DM 有广泛而深入的研究，本书将结合我们课题组的阶段研究成果及国内外前沿进展，对 T1DM 的发病机制、临床分型、诊断治疗、预测预防、教育支持等内容逐一展开讨论。期待本书能够提高临床医务工作者对 T1DM 的重视，进而建立 T1DM 专业管理团队，提高 T1DM 的诊治和管理水平。

2021 年 10 月 20 日

目 录
Contents

1 型糖尿病流行病学

1. 1 型糖尿病发病率逐年增长

1 型糖尿病（type 1 diabetes millitus，T1DM）占糖尿病人群的
5%～10%。在全球范围内，T1DM 的发病率自 1950 年开始上升，
在过去 30 年中平均每年增长 3%～4%，影响人口众多，已成为重
要的公共卫生问题。Natalia 等 2019 年发表的一项研究报道比较了
0～14 岁人群在 1975—1999 年和 2000—2017 年期间的 T1DM 发病
率情况。在其研究的 26 个国家中，发病率数据几乎翻倍。尽管中
国 T1DM 的发病率在世界范围内是比较低的，但是发病率仍然表
现出较快的增长速度。以 0～14 岁的儿童为例，1984—1994 年发
病率为 0.51/10 万人年，2010—2013 年为 1.93/10 万人年。

2. T1DM 可见于各个年龄段，但青少年、儿童多见，成人相对少见

T1DM 发病率在不同年龄段存在差异。在 2010—2013 年,中国的一项流行病学调查研究显示,T1DM 总体发病率为 1.01/10 万人年,仍然多见于青少年、儿童,成人相对少见。0～14 岁为 1.93/10 万人年,15～29 岁为 1.28/10 万人年, ≥30 岁为 0.69/10 万人年。即使在青少年儿童（0～14 岁）群体中, 0～4 岁、5～9 岁、10～14 岁三个年龄段 T1DM 的发病率也存在差异。根据 DIAMOND 的研究,1991—1996 年期间, 发病率随年龄增加而增加, 5～9 岁儿童 T1DM 发病风险是 0～4 岁儿童的 1.62 倍, 10～14 岁年龄组的发病风险是 0～4 岁的 1.93 倍。但近年来这种趋势可能已发生改变,Patterson 等发现 1999—2008 年期间 T1DM 发病率在 0～4 岁组最高。在 2010—2013 年, 中国的一项流行病学调查研究显示, 发病率峰值在 10～14 岁这个年龄段。Natalia 等 2019 年的研究表明在 1975—1999 年期间, 5 岁以下 T1DM 发病率最低, 10 岁以上儿童发病率最高;2000—2017 年期间, 5～9 岁组 T1DM 发病率较高, 10～14 岁组次之, 0～4 岁组最低。然而, 进一步比较两个时期发病率增加情况时发现 T1DM 的发病率在 0～4 岁组增加最多, 达 1.9 倍;其次是 5～9 岁组增加了 1.8 倍, 10～14 岁组增加了 1.4 倍。

3. T1DM 的发病率在全球范围内存在很大地域差异

全球范围内 T1DM 发病率存在很大种族和区域差异。总体来说，欧洲 T1DM 发病率最高（> 15/10 万人年），其次是北美洲、澳洲、亚洲、中美洲、南美洲。在 0 ~ 14 岁人群中，发病率（< 1/10 万人年）最低的国家是泰国、巴布亚、新几内亚、斐济、多米尼加共和国和巴拉圭；而发病率最高的国家是芬兰、瑞典、挪威和科威特，分别是 62.42/10 万人年、42/10 万人年、32.7/10 万人年和 41.7/10 万人年。中国 T1DM 的发病率在世界范围内是比较低的，总体发病率为 1.01/10 万人年。

4. T1DM 存在家族聚集的特点

T1DM 的总体人群发病率小于 1%，而 T1DM 患者一级亲属的发病风险较普通人群显著升高，其中 0 ~ 20 岁的累计发病率达到 3% ~ 7%。若先证者为父母、非双胞胎同胞、双胞胎同胞，则相应家庭成员患病风险分别是普通人群的 8.23 倍、11.92 倍、21.88 倍。其中多发家系（父母和同胞中至少各 1 人为 T1DM 患者）的成员和同卵双胞胎发病风险最高，分别达到 39.22 倍、32.33 倍。通常认为，同卵双胞胎共患 T1DM 一致性高于异卵双胞胎；胰岛自身抗体阳性的一级亲属进展为 T1DM 的风险较胰岛自身抗体阴性者高；多个胰岛自身抗体阳性的一级亲属进展为

T1DM 的风险较单个胰岛自身抗体阳性者高；父亲为 T1DM 先证者的一级亲属进展为 T1DM 的风险较母亲、同胞为先证者的高。

参考文献

1. PATTERSON C C, HARJUTSALO V, ROSENBAUER J, et al. Trends and cyclical variation in the incidence of childhood type 1 diabetes in 26 European centres in the 25 year period 1989—2013：a multicentre prospective registration study. Diabetologia, 2019, 62（3）：408 – 417.

2. WENG J, ZHOU Z, GUO L, et al. Incidence of type 1 diabetes in China, 2010 – 13：population based study. BMJ, 2018, 360：j5295.

3. GOMEZ-LOPERA N, PINEDA-TRUJILLO N, DIAZ-VALENCIA P A. Correlating the global increase in type 1 diabetes incidence across age groups with national economic prosperity：A systematic review. World J Diabetes, 2019, 10（12）：560 – 580.

4. S SHALTOUT A A, WAKE D, THANARAJ T A, et al. Incidence of type 1 diabetes has doubled in Kuwaiti children 0 ~ 14 years over the last 20 years. Pediatric diabetes, 2017, 18（8）：761 – 766.

5. TRIOLO T M, FOUTS A, PYLE L, et al. Identical and nonidentical twins：risk and factors involved in development of islet autoimmunity and type 1 diabetes. Diabetes care, 2019, 42（2）：192 – 199.

6. GORUS F K, BALTI E V, MESSAAOUI A, et al. Twenty-year progression rate to clinical onset according to autoantibody profile, age, and HLA-DQ genotype in a registry-based group of children and adults with a first-degree relative with type 1 diabetes. Diabetes care, 2017, 40（8）：1065 – 1072.

7. TURTINEN M, HARKONEN T, PARKKOLA A, et al. Characteristics of familial type 1 diabetes：effects of the relationship to the affected family member on phenotype and genotype at diagnosis. Diabetologia, 2019, 62（11）：2025 – 2039.

（施云 整理）

1 型糖尿病的环境触发因素

5. T1DM 的发生是遗传易感个体在某些环境因素的触发下启动自身免疫的进程

有研究报道，高龄孕产妇、孕前和早孕期肥胖、剖宫产与儿童 T1DM 发病风险增高相关。儿童肥胖和其他生长指标被认为是影响 β 细胞应激的危险因素，体重超标、出生后第一年体重增加过快、早期 BMI 值偏大都和 T1DM 患病风险增加相关。母乳喂养、牛奶添加及其他营养物质的添加与 T1DM 发病风险的关系亦广受关注。大型队列研究未发现母乳喂养时间、饮食中添加牛奶时婴儿的年龄与胰岛自身免疫或 T1DM 发生风险相关。年轻人糖尿病自身免疫（diabetes autoimmunity study in the young，DAISY）研究未发现儿童时期谷类摄入与胰岛自身免疫或进展为 T1DM 的关联，但糖尿病预测与预防（diabetes prediction and prevention，DIPP）研究发现较高的谷类和膳食纤维摄入量与胰岛自身免疫和 T1DM 相关。青少年糖尿病环境决定因素研究（the environ-mental determinants of diabetes in the young，TEDDY）发现儿童血浆 25-(OH)D 浓度升高和胰岛自身免疫风险降低相关，但 DAISY 和 DIPP 研究未发现相关性。DIPP 研究发现婴儿 3 个月时更高的血清 DHA 水平和胰岛自身免疫风险降低有关；DAISY 研究发现儿童时期 ω-3 脂肪酸摄入量越多、红细胞膜上 ω-3 脂肪酸浓度越高，胰岛自身免疫风险越低，但和 T1DM 发病无关。此外，DAISY 研究发现高糖饮食可能和 T1DM 发病相关。

感染特别是病毒感染和 T1DM 的关系也受到较多关注。T1DM 与病毒的联系中最密切是肠道病毒，早期有报道称肠道病毒属中柯萨奇病毒与 T1DM 相关。TEDDY 研究报道肠道病毒 B 长时间随粪便排出使胰岛自身免疫风险增加 3~4 倍，但是和 T1DM 没有关联；DAISY 研究表明血清中肠道病毒存在预示从胰岛自身免疫进展为 T1DM 的速度加快。虽然未发现甲型流感的血清学反应与胰岛自身免疫风险的关联，但是挪威的一项大型研究表明 2009 年 H1N1 甲型流感大流行期间，严重流感和 T1DM 风险增加相关。儿童早期症状性呼吸道感染的频率增加可能与胰岛自身免疫和 T1DM 的发生风险相关。孕期母体感染被认为可能是儿童期发生 T1DM 的危险因素，但由于研究设计的不同，各研究之间的一致性很难解释，目前两者关系仍不明确。

肠道菌群与 T1DM 的关系目前也是研究热点。其他环境因素，如抗生素的使用、疫苗、环境化学物质等，与胰岛自身免疫、

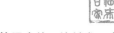

T1DM 的关系尚不明确。

参考文献

1. KRISCHER J P, LYNCH K F, LERNMARK A, et al. Genetic and environmental interactions modify the risk of diabetes-related autoimmunity by 6 years of age: the TEDDY study. Diabetes care, 2017, 40 (9): 1194 – 1202.

2. MAGNUS M C, OLSEN S F, GRANSTROM C, et al. Paternal and maternal obesity but not gestational weight gain is associated with type 1 diabetes. Int J Epidemiol, 2018, 47 (2): 417 – 426.

3. WAERNBAUM I, DAHLQUIST G, LIND T. Perinatal risk factors for type 1 diabetes revisited: a population-based register study. Diabetologia, 2019, 62 (7): 1173 – 1184.

4. HAKOLA L, TAKKINEN H M, NIINISTO S, et al. Infant feeding in relation to the risk of advanced islet autoimmunity and type 1 diabetes in children with increased genetic susceptibility: a cohort study. Am J Epidemiol, 2018, 187 (1): 34 – 44.

5. UUSITALO U, LEE H S, ANDREN ARONSSON C, et al. Early infant diet and islet autoimmunity in the TEDDY study. Diabetes care, 2018, 41 (3): 522 – 530.

6. LUND-BLIX N A, DYDENSBORG SANDER S, STORDAL K, et al. Infant feeding and risk of type 1 diabetes in two large scandinavian birth cohorts. Diabetes care, 2017, 40 (7): 920 – 927.

7. LUND-BLIX N A, DONG F, MARILD K, et al. Gluten intake and risk of islet autoimmunity and progression to type 1 diabetes in children at increased risk of the disease: the diabetes autoimmunity study in the young (DAISY). Diabetes care, 2019, 42 (5): 789 – 796.

8. HAKOLA L, MIETTINEN M E, SYRJALA E, et al. Association of cereal, gluten, and dietary fiber intake with islet autoimmunity and type 1 diabetes. JAMA Pediatr, 2019, 173 (10): 953 – 960.

9. NORRIS J M, LEE H S, FREDERIKSEN B, et al. Plasma 25-hydroxyvitamin D

concentration and risk of islet autoimmunity. Diabetes, 2018, 67 (1): 146 – 154.

10. NIINISTO S, TAKKINEN H M, ERLUND I, et al. Fatty acid status in infancy is associated with the risk of type 1 diabetes-associated autoimmunity. Diabetologia, 2017, 60 (7): 1223 – 1233.

11. VEHIK K, LYNCH K F, WONG M C, et al. Prospective virome analyses in young children at increased genetic risk for type 1 diabetes. Nature medicine, 2019, 25 (12): 1865 – 1872.

12. RUIZ P L D, TAPIA G, BAKKEN I J, et al. Pandemic influenza and subsequent risk of type 1 diabetes: a nationwide cohort study. Diabetologia, 2018, 61 (9): 1996 – 2004.

13. ALLEN D W, KIM K W, RAWLINSON W D, et al. Maternal virus infections in pregnancy and type 1 diabetes in their offspring: systematic review and meta-analysis of observational studies. Rev Med Virol, 2018, 28 (3): e1974.

14. TAPIA G, STORDAL K, MARILD K, et al. Antibiotics, acetaminophen and infections during prenatal and early life in relation to type 1 diabetes. Int J Epidemiol, 2018, 47 (5): 1538 – 1548.

（施云　整理）

1 型糖尿病的分子遗传学

6. T1DM 是一种复杂的多基因遗传病，受多个基因相互叠加的影响

T1DM 是一种复杂的多基因遗传病，受多个基因相互叠加的影响。在过去 40 年间，尤其是随着遗传学技术手段的飞速发展，研究人员先后发现了近 60 种 T1DM 易感基因，但至今为止大多数易感位点致病的分子机制仍未确定。遗传学的基本目的是了解个体的基因型是如何决定表型的，需要研究基因组、表观基因组、转录组、蛋白组、代谢组和表型间是如何相互关联的。T1DM 遗传学从既往研究临床期的遗传因素转变为研究自然病程不同阶段的相关遗传因素。分析遗传因素在疾病进展不同阶段的作用有助于深入地了解 T1DM 的病因机制，也有助于 T1DM 预测预防、治疗干预的精准开展。

7. 全基因组关联研究能显著提高致病基因检出力度，针对中国人群的全基因组关联研究是 T1DM 精准防治的关键

全基因组关联研究（genome-wide association studies，GWAS）较以往的研究方法显著提高了复杂遗传疾病致病基因的检出力度，该方法可以找出病例组与对照组人群中频率分布存在显著差异的等位基因。考虑单核苷酸多态性（single nucleotide polymorphism，SNP）数量极其庞大，获得阳性数据必须开展大型的病例对照研究。1 型糖尿病遗传学联盟（the type 1 diabetes genetics consortium，T1DGC）是其中最具规模的研究，该组织收集了超过 14 000 份标本进行基因分型，以确立与 1 型糖尿病遗传风险相关的所有基因位点。

T1DGC 的样本绝大多数源自高加索人群，针对亚洲人群 T1DM 遗传易感性的研究尚未清楚。杨涛教授课题组与南京医科大学沈洪兵院士、胡志斌教授课题组，中山大学附属第三医院翁建平教授课题组与中南大学湘雅二医院周智广教授课题组深度合作，首次在中国汉族人群中对 2596 例胰岛自身抗体阳性的 T1DM 病例和 5082 例健康对照者进行了两阶段的 GWAS，并评价了 T1DM 易感基因位点与患者发病年龄、起病时胰岛功能的相关性。在精准医学时代，针对中国人群的 GWAS 十分必要，这是解决中国 T1DM 精准预测、预防、治疗问题的关键。

8. 队列研究有助于了解遗传因素在 T1DM 不同病程阶段的作用

横断面的病例对照研究并不能了解到基因在疾病进展中的动态调控过程，为了了解不同病程阶段 T1DM 遗传因素对疾病病理生理机制的影响，涵盖了研究对象从出生到临床诊断全部自然病史的队列研究成为最符合研究需求的调查方法。对于研究对象的选择有两种主要标准：①由于 T1DM 存在家族聚集性特点，患者的一级亲属患病风险较普通人群明显升高，因此可以对一级亲属患有 T1DM 的新生儿进行长期跟踪随访，此类研究主要有 DAISY 研究、BABYDIAB 研究。②由于 *HLA-DR3-DQ2* 和 *HLA-DR4-DQ8* 单倍型与 T1DM 密切相关，因此，也可对新生儿进行高危基因筛查，并对携带高危基因的新生儿进行随访，此类研究主要有 TEDDY 研究、DIPP 研究。

参考文献

1. POCIOT F, LERNMARK Å. Genetic risk factors for type 1 diabetes. The Lancet, 2016, 387 (10035): 2331 - 2339.

2. RICH S S, CONCANNON P. Role of type 1 diabetes-associated SNPs on autoantibody positivity in the type 1 diabetes genetics consortium: overview. Diabetes care, 2015, 38 (Suppl 2): S1 - S3

3. ZHU M, XU K, CHEN Y, et al. Identification of novel T1D risk loci and their association with age and islet function at diagnosis in autoantibody-positive T1D individuals: based on a two-stage genome-wide association study. Diabetes care, 2019, 42 (8):

1414 – 1421.

4. TORN C, HADLEY D, LEE H S, et al. Role of type 1 diabetes-associated SNPs on risk of autoantibody positivity in the TEDDY study. Diabetes, 2015, 64 (5): 1818 – 1829.

5. KRISCHER J P, LIU X, LERNMARK A, et al. The influence of type 1 diabetes genetic susceptibility regions, age, sex, and family history on the progression from multiple autoantibodies to type 1 diabetes: a TEDDY study report. Diabetes, 2017, 66 (12): 3122 – 3129.

（陈阳　整理）

HLA 区域基因与 1 型糖尿病的相关性

9. *HLA* 是 T1DM 最重要的遗传易感性基因，其多态性主要存在于编码形成抗原结合沟槽的区域

人类白细胞抗原（human leukocyte antigen，*HLA*）是 T1DM 遗传易感性的最重要基因，它包含众多的基因且具有极其丰富的多态性。*HLA* 基因编码 6 个经典的 HLA 抗原，包括 HLA-Ⅰ类分子和 HLA-Ⅱ类分子。这些抗原均为细胞表面蛋白，能够与抗原肽结合，加工处理后呈递给 T 淋巴细胞识别。因此，HLA 在机体针对外源性病原体及内源性自身抗原诱发的免疫反应中扮演着重要角色。

对个体进行 *HLA* 基因的完整分型至少需要包括：*DRB1* 外显子 2、*DQA1* 外显子 2、*DQB1* 外显子 2、*DPA1* 外显子 2、*A* 外显子 2、*A* 外显子 3、*B* 外显子 2、*B* 外显子 3、*C* 外显子 2 和 *C* 外显子 3。这

部分序列能够编码氨基酸残基构成抗原结合沟槽的区域，氨基酸残基的多样性影响了抗原结合沟槽的形状，进而决定了与抗原结合沟槽结合的多肽库。由 HLA-抗原肽-TCR 形成的"三元复合物"决定了免疫反应的特异性，最终影响 T1DM 自身免疫反应的进程。因此，近乎所有的 *HLA* 基因多态性都存在于参与形成抗原结合沟槽的区域。

10. *HLA-DQ* 和 *HLA-DR* 是 T1DM 最主要的遗传标记，与易感性、保护性呈强相关

HLA 区域内与 T1DM 最相关的位点是 *HLA-DR* 和 *HLA-DQ*，有多个单倍型与 T1DM 呈正相关，还有多个单倍型与 T1DM 呈负相关。

DRB1 的基因多态性能够影响 T1DM 的发病风险，*DRB1* 04* 的不同亚型决定了 *DR4-DQ8* 单倍型的风险性。*DRB1* 04：01* 和 *DRB1* 04：05* 单倍型的风险最高，*DRB1* 04：02* 和 *DRB1* 04：04* 的风险较低，而 *DRB1* 04：03* 单倍型是保护性的。T1DGC 研究数据表明 *DRB1* 04：05-DQA1* 03：01-DQB1* 03：02* 单倍型的 *OR* 值为 11.37；而 *DRB1* 04：03-DQA1* 03：01-DQB1* 03：02* 单倍型的 *OR* 值仅为 0.27。

DQB1 基因位点同样很重要，它影响了不同 *DR4* 单倍型的发病风险，*DRB1* 04：01-DQA1* 03：01-DQB1* 03：02* 与 T1DM 风险增加有关（*OR* 值：8.39），但 *DRB1* 04：01-DQA1* 03：01-*

DQB1 * *03* ： *01* 则表现为低风险（ *OR* 值： 0.35 ）。这可能是由于 *DQB1* * *03* ： *02* 和 *DQB1* * *03* ： *01* 编码的氨基酸存在差异。

11. *DRB1-DQA1-DQB1* 单倍型的易感风险由 *DRB1* 和 *DQB1* 等位基因的具体组合决定

DRB1-DQA1-DQB1 单倍型与 T1DM 的易感性和保护性都有很强的相关性，易感风险取决于 *DRB1* 与 *DQB1* 等位基因具体的组合情况。例如， *DRB1* * *04-DQA1* * *03* ： *01-DQB1* * *03* ： *02* ，特别是 *DRB1* * *04* ： *01* 、 *DRB1* * *04* ： *02* 、 *DRB1* * *04* ： *05* 的单倍体，简称 DR4-DQ8 单倍型（ *OR* 值： 3.63 ~ 11.37 ）和 *DRB1* * *03* ： *01-DQA1* * *05* ： *01-DQB1* * *02* ： *01* ，简称 DR3-DQ2 单倍型（ *OR* 值： 3.64 ）与 T1DM 易感性有关；而 *DRB1* * *15* ： *01-DQA1* * *01* ： *02-DQB1* * *06* ： *02* （ *OR* 值： 0.03 ）， *DRB1* * *14* ： *01-DQA1* * *01* ： *01-DQB1* * *05* ： *03* （ *OR* 值： 0.02 ）， *DRB1* * *07* ： *01-DQA1* * *02* ： *01-DQB1* * *03* ： *03* （ *OR* 值： 0.02 ）则具有较强的保护作用。

12. DR3/DR4 杂合子的特定组合显著增加 T1DM 的发病风险

大多数情况下，个体患 T1DM 的风险是父母双方单个单倍型风险的粗略的总和。然而， DR3-DQ2 和 DR4-DQ8 单倍型组成的杂合子"DR3/DR4"比任何一种纯合子都具有更高的发病风险。

Noble 和 Valdes 汇总了 14 项研究的结果，纳入 5196 例 T1DM 患者及 6359 例对照者，发现 *DR3/DR4* 杂合子的发病风险较 *DR3/DR3*、*DR4/DR4* 纯合子显著增加，*OR* 值分别为 16.59、6.32、5.68。该杂合子患病风险增加可能与该基因型反式编码形成的异质二聚体有关，即不同染色体的 α 链和 β 链发生置换后形成一个新的 HLA-DQ 分子，而这个分子并不存在于亲代染色体上。此外，*DR3/DR4* 杂合子携带者的 T1DM 患病风险增加可能与不同基因型致病机制的异质性有关。*DR3-DQ2* 单倍型的儿童与 *DR4-DQ8* 单倍型的儿童在首个出现的胰岛自身抗体种类、血清转化年龄等方面均有差异。*DR3/DR4* 杂合子有可能受到两种基因多态性相关的发病机制影响，进而导致疾病发生的概率增加。

13. HLA-DPB1 多态性能够影响 T1DM 发病风险

DP 分子由 *DPA1* 和 *DPB1* 基因编码。*DPA1* 含有的等位基因数目较少，大多数为 *DPA1*01：03* 或者 *DPA1*02：01*。DP 分子的多样性主要表现在 *DPB1* 基因上。尽管 DP 分子与 T1DM 风险的关联性没有 DR-DQ 强，*DPB1* 基因多态性仍然能够影响 T1DM 的发病风险。通过对 DR-DQ 进行广泛的连锁不平衡校正，研究证实 *DPB1*03：01* 及 *DPB1*02：02* 与 T1DM 的发病风险呈正相关，而 *DPB1*04：02* 与 *T1DM* 的发病风险呈负相关。

14. HLA-Ⅱ类基因影响胰岛自身免疫的发展，血清转化与 *HLA-DR* 或 *HLA-DQ* 基因型呈强相关

T1DM 胰岛自身免疫早期首次出现的胰岛自身抗体为胰岛素自身抗体（insulin autoantibodies，IAA）和（或）谷氨酸脱羧酶自身抗体（glutamic acid decarboxylase antibodies，GADA），继而出现蛋白酪氨酸磷酸酶抗体（insulinoma associated-2 autoantibodies，IA-2A）、锌转运体-8 自身抗体（zinc transporter 8 autoantibodies，ZnT8A）等其他抗体。

DR3-DQ2 纯合子儿童首次出现的胰岛自身抗体为 GADA，而 *DR4-DQ8* 单倍型儿童出现的第一种抗体为 IAA，这反映了 *HLA-DR-DQ* 单倍型与胰岛自身抗体之间的关联。*HLA-*Ⅱ类基因型主要影响胰岛自身免疫的发展，因为其血清转化（第一种胰岛特异性自身抗体的产生）与 *HLA-DR* 或 *HLA-DQ* 基因型呈强相关。相比之下，多种胰岛自身抗体阳性发展成临床糖尿病期的速度与 *HLA-*Ⅱ类基因型无关。

15. HLA-Ⅰ类等位基因与 T1DM 发病显著相关，参与影响胰岛自身免疫损伤的速率

*HLA-*Ⅱ类基因不能完全概括 *HLA* 与 T1DM 的关系，在校正了 *HLA-*Ⅱ分子的连锁不平衡后，*HLA-*Ⅰ类等位基因也在 T1DM 发病中扮演重要角色。其中与 T1DM 相关性最强的有易感性等位基因

$B^*39:06$（OR 值：10.31）和保护性等位基因 $B^*57:01$（OR 值：0.19）。

值得注意的是，$HLA-Ⅰ$ 类基因似乎与 T1DM 的发病年龄相关，在携带 DR3/DR4 基因型的患者中，同时携带 A^*24 基因型的患者发病年龄更低。此外，某些 $HLA-Ⅰ$ 类等位基因似乎对 T1DM 易感性有独立的影响。$HLA-A^*24$、B^*18 和 B^*39 在出现多种胰岛自身抗体阳性后加速进展为临床 T1DM。这种作用似乎对某些 $HLA-Ⅱ$ 类基因的单倍型具有特异性，B^*18 作用于 DR3-DQ2 单倍型，A^*24 和 $B^*39:01$ 作用于 $DRB1^*04:04-DQA1^*03-DQB1^*03:02$ 单倍型，$B^*39:06$ 作用于 $DRB1^*08-DQB1^*04$ 单倍型。

16. 中国人群 HLA 区域等位基因与高加索人群存在差异

T1DM 与 HLA 基因的关联性研究已经进行了近 40 年。至今，大多数研究的目标人群是高加索人群。中国人群 T1DM 的 HLA 基因的易感基因型与其他人种不完全相同。周智广教授研究团队基于我国人群的研究发现，DR3/DR3、DR3/DR9 和 DR9/DR9 是我国人群的易感基因型，其中易感程度最高的为 DR3/DR3（OR 值：40.35），其次为 DR3/DR9（OR 值：12.52），最低为 DR9/DR9（OR 值：5.75）。经统计学校正后，12 种易感性或保护性单倍型与 T1DM 的发生相关。杨涛教授研究团队通过高分辨率 HLA 基因分型技术发现，$DRB1^*0301-DQB1^*0201$、$DRB1^*0405-DQB1^*0302$、$DRB1^*0901-DQB1^*0303$ 为汉族人群 T1DM 的易感单倍型。

参考文献

1. POCIOT F, LERNMARK Å. Genetic risk factors for type 1 diabetes. The Lancet, 2016, 387 (10035)：2331 – 2339.

2. ILONEN J, LEMPAINEN J, VEIJOLA R. The heterogeneous pathogenesis of type 1 diabetes mellitus. Nat Rev Endocrinol, 2019, 15 (11)：635 – 650.

3. 杨涛，纪立农. 1 型糖尿病的自然病程和遗传易感性——2009 年 ADA Banting 科学成就奖解读. 中国糖尿病杂志，2009，17 (9)：643 – 645.

4. 朱婧，陈阳，顾愹. 1 型糖尿病基因和免疫预测研究进展. 中华糖尿病杂志，2016，8 (10)：632 – 635.

5. ZHU M, XU K, CHEN Y, et al. Identification of novel T1D risk loci and their association with age and islet function at diagnosis in autoantibody-positive T1D individuals：based on a two-stage genome-wide association study. Diabetes Care, 2019, 42 (8)：1414 – 1421.

6. LUO S, LIN J, XIE Z, et al. HLA genetic discrepancy between latent autoimmune diabetes in adults and type 1 diabetes：LADA china study No. 6. The Journal of clinical endocrinology and metabolism, 2016, 101 (4)：1693 – 1700.

7. 顾愹，王知笑，杨慧，等. 我国汉族 1 型糖尿病 HLA 基因与 4 种胰岛自身抗体关系的研究. 中国糖尿病杂志，2012，20 (12)：881 – 888.

（陈阳　整理）

非 *HLA* 区域基因与 1 型糖尿病的相关性

17. 近 60 种非 *HLA* 区域基因多态性与 T1DM 发病风险相关，大多数位点风险比在 1.1 ～ 1.3

除了 *HLA* 基因，GWAS 研究通过大规模测序和基因分型发现近 60 种非 *HLA* 区域基因多态性与 T1DM 发病风险相关。目前已知的 T1DM 风险关联基因大致可以分为三类：胰岛素表达相关、免疫功能相关及 β 细胞功能相关。除此之外，尚有大多数位点作用的分子机制仍未确定。

分析组合高通量数据、查出致病基因、发现其在致病机制中的作用及通路是当前 T1DM 遗传学的研究重点。与 T1DM 关联性最强的位点是胰岛素基因启动序列的多态性（*OR* 值：2.38）。此外，仅有 *PTPN22* 及 *IL-2RA* 两个基因的 *OR* 值 > 1.5，大多数非 *HLA* 基因的 *OR* 值并不高，介于 1.1 ～ 1.3。尽管单个位点对 T1DM

的遗传风险仅有轻微的影响，但是这些关联区域及相关候选基因的发现给 T1DM 发病机制的探索带来了曙光。

18. INS 影响机体对胰岛素的免疫耐受，参与胰岛自身免疫发展、加速胰岛细胞损伤

胰岛素（Insulin，*INS*）基因是首个发现的、与 T1DM 关联最强的非 *HLA* 基因位点。*INS* 基因的多态性与胰岛素启动子区域串联重复序列（variable number tandem repeats，VNTRs）的长度相关，VNTRs 可通过多种机制影响基因表达。早期的研究比较了 VNTR 的种类对胸腺和胰岛基因表达水平的影响，发现保护性的Ⅲ类 VNTR 等位基因与胸腺中胰岛素 mRNA 水平增高有关。目前通常使用 SNPs 进行分析，*INS* 基因的多态性通过调节胸腺中胰岛素 mRNA 的表达水平，阴性选择胰岛素特异性自身反应 T 细胞，影响机体对胰岛素的免疫耐受，从而在 T1DM 易感性中发挥作用。

BABYDIAB 研究发现，对于携带 *HLA-DR3/DR4-DQ8* 或 *DR4-DQ8/DR4-DQ8* 高危基因的个体，Ⅲ类 VNTR 等位基因在 2 岁前对胰岛自身免疫的发生有保护作用，在 6 岁前对 T1DM 进展为临床期有保护作用。DIPP 研究发现，*INS* rs689 多态性与 β 细胞自身抗体的出现有关，且在首个抗体为 IAA 的儿童中 *INS* rs689 多态性与胰岛 β 细胞损伤的速度有关。TEDDY 研究也同样发现，*INS* 基因多态性与个体产生胰岛自身免疫及进展到临床糖尿病阶段均相关。

19. PTPN22 基因多态性是胰岛自身免疫及 T1DM 的预测指标

PTPN22 基因位于 1p13 染色体，该基因编码的淋巴酪氨酸磷酸酶（lymphoid tyrosine phosphatase，LYP）在 T 细胞信号转导过程中起到重要的负调节作用。*PTPN22* 基因多态性 C1858T（rs2476601）编码过程中色氨酸被精氨酸替代（R620W），这使得 LYP 酶的活性更强，从而抑制 T 细胞受体信号。*PTPN22* 基因多态性会影响循环中 B 淋巴细胞和 T 淋巴细胞（包括调节性 T 细胞）等多个免疫细胞群的功能，在 T1DM 发病机制中起重要作用。

TEDDY、DIPP 研究提示，*PTPN22* 基因多态性参与影响了个体发展到胰岛自身免疫阶段及进展为临床糖尿病阶段的过程。DAISY 研究也报道，*PTPN22*、*UBASH3A*、*C1QTNF6* 基因的多态性是胰岛自身免疫及 T1DM 的预测指标。*PTPN22* R620W 还被报道与早期接触过配方奶粉的儿童发生胰岛自身免疫有关，也与 T1DM 患者甲状腺过氧化物酶自身抗体的产生和 Graves 病的发生有关。

20. IFIH1 基因多态性可能与肠道病毒感染存在交互作用，影响胰岛自身免疫和（或）糖尿病的进展

IFIH1 基因编码黑色素瘤分化相关蛋白 5（melanoma differen-

tiation associated gene 5，MDA5）分子，该分子作为肠道病毒 RNA 的受体，介导干扰素对病毒 RNA 的应答。病毒感染可能导致胰岛自身免疫和（或）影响糖尿病的进展。DIPP 研究发现 *IFIH1* rs1990760 多态性与胰岛自身免疫阶段 β 细胞自身抗体的出现有关，而 BABYDIAB 的研究却提示 *IFIH1* rs2111485 多态性与胰岛自身抗体出现后病程发展到临床糖尿病期的速度有关。而 TEDDY 研究并未观察到 *IFIH1* 基因与胰岛自身免疫的相关性。研究结果的差异可能是由于样本量不同，但更有可能与基因 – 环境因素的交互作用相关。DIPP 研究对象常在自身免疫起始阶段出现肠道感染，而其他队列的研究对象更倾向于临床糖尿病期出现肠道感染。

21. *ERBB3* 表达在免疫细胞和胰岛 β 细胞，参与调控胰岛自身免疫反应及胰岛 β 细胞凋亡

ERBB3 表达在免疫细胞和胰岛 β 细胞，作为蛋白酪氨酸激酶胞内受体家族的成员，控制细胞增殖和分化。先前的研究表明 *ERBB3* 通过调节抗原呈递细胞功能及自身免疫反应参与 T1DM 致病过程，但最新研究认为 *ERBB3* 是 β 细胞凋亡的调节因子。TEDDY 研究证实 *ERBB3* 位点的多态性与胰岛自身免疫相关。而 DIPP 研究发现，*ERBB3* 基因多态性对 β 细胞自身免疫起始后病程的进展速度有显著影响，但这种关联仅存在于首个抗体为 GADA 的研究对象之中。

22. 中国人群非 *HLA* 区域易感位点与高加索人群存在差异，T1DM 遗传风险负荷较低

由于不同种族人群中易感基因频率、连锁不平衡模式、不同亚型患病率及效应大小存在差异，因此，在非高加索人群中进行 T1DM 关联基因研究十分必要。杨涛教授研究团队在中国汉族人群中鉴定出 4 个达到 GWAS 显著性的 T1DM 易感位点，包括两个首次报道的易感位点：*BTN3A1* 基因附近的 rs4320356 位点（*OR* 值：1.26）和 *GATA3* 基因的 rs3802604 位点（*OR* 值：1.24）；既往报道过的两个易感位点：*MHC* 基因的 rs1770（*OR* 值：4.28）和 *SUOX* 基因的 rs705699（*OR* 值：1.46）。对 *MHC* 基因的进一步精细定位发现了 5 个独立的易感位点，包括一个中国人群特有的新位点 *HLA-C* 位点 275。

在比较中国和高加索人群的易感位点时，不仅发现许多相似之处，也发现了实质性的差异。最显著的特点是：约有五分之一在高加索人群中报道的易感位点，在中国人群是非多态性或者频率非常低的。这可能导致中国人群的 T1DM 遗传风险负荷较低，也可能是中国 T1DM 发病率较低的原因。

T1DM 是一种复杂的异质性疾病，单个生物标志物不能体现疾病发生发展过程中交互作用的分子网络变化过程，HLA 区域、非 HLA 区域基因的多态性均会影响 T1DM 遗传风险。导致 T1DM 的免疫失稳的关键因素可能源于多个遗传风险因素的组合，这些

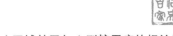

基因多态性通过参与病程不同阶段的致病机制，介导进行性的胰岛自身免疫反应及胰岛 β 细胞损伤。深入探索 T1DM 分子遗传学及其与环境因素的交互作用，有助于我们更好地理解 T1DM 的致病机制，并为 T1DM 风险预测及个体化干预提供更多的可行性。

参考文献

1. ILONEN J, LEMPAINEN J, VEIJOLA R. The heterogeneous pathogenesis of type 1 diabetes mellitus. Nat Rev Endocrinol, 2019, 15 (11): 635 – 650.

2. 朱婧，陈阳，顾愹. 1 型糖尿病基因和免疫预测研究进展. 中华糖尿病杂志，2016, 8 (10): 632 – 635.

3. POCIOT F, LERNMARK Å. Genetic risk factors for type 1 diabetes. The Lancet, 2016, 387 (10035): 2331 – 2339.

4. KRISCHER JA-OX, LIU X, LERNMARK A, et al. The influence of type 1 diabetes genetic susceptibility regions, age, sex, and family history on the progression from multiple autoantibodies to type 1 diabetes: a TEDDY study report. Diabetes, 2017, 66 (12): 3122 – 3129.

5. ZHU M, XU K, CHEN Y, et al. Identification of novel T1D risk loci and their association with age and islet function at diagnosis in autoantibody-positive T1D individuals: based on a two-stage genome-wide association study. Diabetes care, 2019, 42 (8): 1414 – 1421.

（陈阳　整理）

1型糖尿病的细胞免疫发病机制

目前认为 CD4$^+$ 及 CD8$^+$T 淋巴细胞对胰岛 β 细胞的浸润及其分泌的细胞因子在 T1DM 的发病过程中发挥着重要作用。另外，其他免疫细胞，如调节性 T 细胞、B 淋巴细胞、自然杀伤细胞（natural killer cells，NK）也参与胰岛 β 细胞的损伤。

23. 自身反应性 CD4$^+$ T 细胞是 T1DM 发病的关键，充当着细胞免疫攻击的组织者

CD4$^+$T 淋巴细胞主要参加细胞免疫应答，并对 CD8$^+$T 淋巴细胞和 B 细胞的活化、增殖起重要辅助作用。CD4$^+$T 淋巴细胞可以识别胰岛素 A 链的 N 末端位点，在 T1DM 患者中可以检测到胰岛素抗原反应性 CD4$^+$T 淋巴细胞，并且这些患者体内高亲和力的胰岛素抗原反应性胸腺细胞可以逃避中枢耐受。CD4$^+$T 细胞根据其所分泌的细胞因子可分为 Th1、Th2、Th17、Tregs 等。

Th1 细胞主要分泌白细胞介素（interleukin）IL-1、IL-2、干

扰素（interferon）IFN-r 和肿瘤坏死因子（tumor necrosis factor）TNF-α 等，主要介导细胞免疫及局部炎症有关的免疫应答，通过产生细胞因子破坏胰岛 β 细胞，促进 T1DM 发病。IL-1 可以同时参加固有免疫和适应性免疫，导致内质网及线粒体应激，最终激活凋亡机制，损伤胰岛 β 细胞。

Th2 细胞主要分泌 IL-4 和 IL-10，能辅助 B 细胞增殖并产生抗体参与体液免疫，同时抑制 Th1 细胞的功能。实验表明，通过活化 CD28 等途径增强浸润胰岛的 Th2 细胞的功能可以促进 Th2 细胞分泌 IL-4，有效预防 T1DM 的进展。

正常生理情况下，Th1 与 Th2 细胞互为调节细胞，通过其所分泌的细胞因子相互制约，处于动态平衡状态，在维持免疫应答平衡中起重要作用，然而在 T1DM 的发病过程中，由于体内免疫调节机制失衡，内源性的 Th1 型细胞因子占主导地位，从而导致大量自身反应性的 T 淋巴细胞浸润胰岛，直接促进胰岛 β 细胞凋亡或通过上调黏附分子的表达使其进一步被破坏。

Th17 细胞因其可表达促炎性因子 IL-17 而得名，不同于 Th1、Th2 细胞亚群，Th17 在机体的炎症反应、各种感染性疾病、自身免疫性疾病和肿瘤等的发生发展中有重要意义。Th17 细胞可通过转化为 Th1 表型、促进细胞毒性 T 细胞反应，破坏效应 T 细胞和Treg 平衡发挥致糖尿病作用。T1DM 患者的外周血中 IL-17 水平升高，动物实验中也发现 NOD 鼠胰腺上 IL-17 的表达水平明显增加。IL-17 促进 NOD 鼠 T1DM 的进展。当使用 IL-17 阻断剂后，可以明显缓解 T1DM。

杨涛教授课题组发现：病程 10 年以内的 1 型糖尿病患者外周血中 Th1 细胞水平无明显升高，大于 10 年组 Th1 细胞明显降低；不同病程患者 Tc1、Th17、Tc17、Th22 细胞水平均有显著升高，说明这些细胞可能参与了 1 型糖尿病整个自身免疫的发病过程，可作为 T1DM 免疫治疗的潜在靶点。

Tregs 是一种可以抑制自身及外来抗原导致的免疫激活的淋巴细胞。正常免疫情况下，Tregs 可以抑制自身免疫、自体肿瘤细胞及非自身抗原，在维持外周耐受的过程中发挥着重要的作用，但是在 T1DM 等自身免疫性疾病中其功能存在紊乱，Tregs 可能参与了 T1DM 的发病。Tregs 作为 T1DM 的治疗靶点得到越来越多的关注。杨涛教授课题组发现：1 型糖尿病患者 PBMC 中 $CD4^+$ Treg 及其亚群未发现频率的显著变化，但 sTreg 及 nTreg 细胞亚群抑制性表型细胞毒性 T 淋巴细胞相关蛋白 4 （cytotoxic T-lymphocyte associated protein 4，CTLA-4）表达下调，这可能是导致 1 型糖尿病患者 Treg 细胞抑制功能下降的原因之一。

24. $CD8^+$ T 淋巴细胞为直接破坏胰岛 β 细胞的主要细胞

$CD8^+$ T 淋巴细胞是参与细胞免疫的主要效应细胞，以主要组织相容性复合体 I （major histocompatibility complex-I，MHC-I）类限制性的方式识别靶细胞表面的多肽抗原后活化为抗原特异性

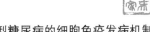

细胞毒性 T 淋巴细胞（cytotoxic T lymphocyte，CTL），然后发挥杀伤胞内寄生病原体的宿主细胞、抗肿瘤及参与移植排斥反应的作用。

由于胰岛 β 细胞表面主要表达 MHC- Ⅰ 类分子而缺乏 MHC- Ⅱ 类分子，因此，它们可能主要是被 CD8⁺ CTLs 的活动破坏的。研究也证实，在 T1DM 患者捐献的胰腺中 CD8⁺T 淋巴细胞是占比最多的淋巴细胞，利用 HLA 多聚体也发现了自身反应性的抗原特异性 CD8⁺T 细胞。CD8⁺T 淋巴细胞识别胰岛细胞表面上的 MHC- Ⅰ 类蛋白后，可以通过分泌穿孔素，合成一氧化氮（nitric oxide，NO）、IFN-γ、TNF-α 和 IL-1β 等细胞因子，Fas-FasL 的相互作用等途径促进胰岛 β 细胞的死亡。其中，分泌穿孔素是其发挥作用的主要途径。

25. T1DM 的免疫进展中存在其他细胞的协同参与

自然杀伤细胞（natural killer cells，NK）不表达特异性抗原识别受体，主要分布于外周血和脾脏中，属固有免疫细胞。早有研究发现，NOD 鼠的胰岛中有大量的 NK 细胞，非损伤性的胰岛炎主要是由 NK 细胞介导，在 T1DM 发病早期就有 NK 细胞组分及功能的变化。广泛分布于 NK 细胞表面的自然细胞毒性受体（natural cytotoxicity receptors，NCRs）包括 NKp30、NKp46、NKp44，活化的 NKp46 可以识别人及胰岛 β 细胞表面的配体，并导致 T1DM 胰腺中 NK 细胞的脱颗粒，从而损伤胰岛 β 细胞，加速疾病的进展。

抗原呈递细胞（antigen presenting cells，APC）是指能够加工、处理抗原并将抗原信息呈递给 T 细胞的一类细胞，目前所知树突状细胞（dendritic cell，DC）是体内功能最强的专职 APC，它是机体免疫应答的始动者。DC 可以向胰腺及周围淋巴结内转移，导致 T1DM 的 T 细胞呈递胰岛细胞相关抗原。树突状细胞和巨噬细胞是最早浸润胰岛的一群细胞，通过提高促炎因子和趋化因子的表达水平而致病。人 DC 可分为髓样 DC（myeloid dendritic cells，mDC）和类浆细胞 DC（plasmacytoid dendritic cell，pDC）两类。在新发病的糖尿病患者体内，pDC 具有更强的呈递自身抗原、活化 CD4$^+$T 细胞的能力。

参考文献

1. PATHIRAJA V, KUEHLICH J P, CAMPBELL P D, et al. Proinsulin-specific, HLA-DQ8, and HLA-DQ8-transdimer-restricted CD4$^+$ T cells infiltrate islets in type 1 diabetes. Diabetes, 2015, 64（1）：172 – 182.

2. RODRIGUEZ-CALVO T, SUWANDI J S, AMIRIAN N, et al. Heterogeneity and lobularity of pancreatic pathology in type 1 diabetes during the prediabetic phase. J Histochem Cytochem, 2015, 63（8）：626 – 636.

3. MICHELS A W, LANDRY L G, MCDANIEL K A, et al. Islet-derived CD4$^+$ T cells targeting proinsulin in human autoimmune diabetes. Diabetes, 2017, 66（3）：722 – 734.

4. GÓMEZ-TOURIÑO I, SIMÓN-VÁZQUEZ R, ALONSO-LORENZO J, et al.

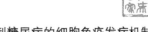

Characterization of the autoimmune response against the nerve tissue S100beta in patients with type 1 diabetes. Clin Exp Immunol, 2015, 180 (2): 207 – 217.

5. PADGETT L E, BURG A R, LEI W, et al. Loss of NADPH oxidase-derived superoxide skews macrophage phenotypes to delay type 1 diabetes. Diabetes, 2015, 64 (3): 937 – 946.

6. 陈姝, 肖蕾, 付麒, 等. 1 型糖尿病患者外周血 Treg 细胞亚群频率及 Helios、细胞毒性 T 淋巴细胞相关抗原 4 分子表型分析. 中华糖尿病杂志, 2018, 10 (3): 216 – 220.

7. MARTHA C T, ANN F U, JOHN S K, et al. Insulitis and β-cell mass in the natural history of type 1 diabetes. Diabetes, 2016, 65 (3): 719 – 731.

8. 毛佳, 杨涛. 1 型糖尿病发病机制的研究进展. 江苏医药, 2013, 39 (3): 342 – 344.

9. 王悦舒, 许馨予, 王星, 等. 1 型糖尿病患者外周血浆细胞样树突状细胞与其他免疫细胞平衡相关性. 中华糖尿病杂志, 2017, 9 (10): 627 – 631.

10. 王悦舒, 张梅. 调节性 B 细胞与 1 型糖尿病. 国际内分泌代谢杂志, 2017, 37 (3): 195 – 198.

11. WANG Y S, QIN Y, WANG X, et al. Decrease in the proportion of CD24hi CD38hi B cells and impairment of their regulatory capacity in type 1 diabetes patients. Clinical and experimental immunology, 2020, 2001: 22 – 32.

（沈敏　整理）

1 型糖尿病的体液免疫发病机制

尽管细胞免疫在 T1DM 的发病机制中占主要作用，但体液免疫的作用也不容忽视。体液免疫的重要指标为胰岛自身抗体的存在，主要包括胰岛素自身抗体（anti-insulin antibody，IAA）、蛋白酪氨酸磷酸酶抗体（IA-2A）、胰岛细胞抗体（islet cell antibody，ICA）、谷氨酸脱羧酶自身抗体（glutamic acid decarboxylase antibody，GADA）、锌转运体-8 自身抗体（Zinc 8 transporter autoantibodies，ZnT8A）等。一般认为胰岛自身抗体并不直接参与 β 细胞破坏，但可作为胰岛 β 细胞被破坏的生物标志物。胰岛自身抗体还可作为未来是否会发展成 T1DM 强有力的预测指标。

26. B 淋巴细胞在 T1DM 中发挥双重的作用

B 淋巴细胞在 T1DM 中的作用较为复杂，许多以 B 淋巴细胞为治疗靶点的研究也正在进行。杨涛教授课题组发现：针对 B 淋巴细胞的 CD20 单抗治疗可以延缓部分 T1DM 患者胰岛功能下降的进程，干预组 70% 的患者胰岛功能降低幅度低于对照组，其中有 10 例暂时脱离胰岛素治疗。B 淋巴细胞在 T1DM 的致病作用主要体现在：①产生自身抗体；②抗原加工呈递和共刺激作用，自身反应性 B 淋巴细胞通过自身抗原的加工和呈递可以促进决定簇的扩增，调节 T 淋巴细胞对自身抗原的应答；③分泌炎性因子，活化的 B 淋巴细胞所分泌的 TNF-α、IL-6 等细胞因子，不仅能促进自身发育和分化，还能增强免疫反应。B 淋巴细胞在 T1DM 的保护作用主要体现在：①抑制先天性免疫系统，研究发现 B 淋巴细胞产生的 IL-10 在抑制由 TH1 和 TH17 淋巴细胞致病的 T1DM 中起着关键作用；②抑制获得性免疫系统，主要包括抑制致病性 T 细胞、辅助性 T 细胞及识别呈递环境中的微生物抗原；③调节淋巴组织结构及其再生。B 淋巴细胞在 T1DM 发病中对自身免疫反应的抑制作用，也许是清除 B 淋巴细胞不能完全抑制 T1DM 的原因。针对 B 淋巴细胞的免疫治疗还需要更多的探索。

27. Tfh 作为体液免疫中的重要组成部分参与 T1DM 的发病机制

滤泡辅助性 T 细胞（follicular helper cells，Tfh）是生发中心（germinal center，GC）形成且 GC 内部活动所必需的一类细胞，为 B 细胞分化成浆细胞、浆细胞分泌高亲和力抗体（antibody，Ab）和 Ab 的类别转换提供关键信号，是体液免疫的重要组成部分。Tfh 细胞可在外周循环血中被发现，Tfh 细胞失调在包括

T1DM 在内的多种自身免疫性疾病中都存在。杨涛教授课题组发现，在 T1DM 患者的外周血中循环 Tfh 细胞的比例增高，并且与患者的空腹 C 肽成反比，ZnT8A 及 IA－2A 阳性患者的 Tfh 细胞比例比阴性患者高。在利妥昔单抗治疗后 Tfh 细胞比例降低。这些数据表明 Tfh 细胞可能参与了 T1DM 相关的免疫反应，而 B 细胞可能在疾病进展中参与了 Tfh 反应的发展。

28. T1DM 患者血清中存在多种胰岛相关抗体，具有很高的预测价值

早期胰岛 β 细胞虽然被破坏，但胰岛素释放水平仍在正常范围，此时患者虽无"三多一少"等临床表现，但在血清中可以检测到多种针对胰岛 β 细胞的自身抗体。对初发 T1DM 的个体进行胰岛自身抗体测定，约 90% 的患者出现抗体阳性，70% 的患者合并 3~4 个抗体阳性。较为常见的胰岛相关抗体包括：①抗胰岛素抗体：其分子是由 51 个氨基酸组成的，有两个二硫键连接 A、B 链。②抗酪氨酸磷酸酶抗体：其结构含有蛋白 PTP 氨基酸 696~979，这种抗体属于受体型蛋白抗酪氨酸磷酸酶超家族。③抗胰岛细胞抗体：1974 年首次在胰岛素依赖型糖尿病患者的血清里被发现，是一组主要针对胰岛细胞内多种抗原的抗体。④抗谷氨酸脱羧酶自身抗体：是氨基丁酸的合成酶，有抑制相关激素分泌的功能，可以促进胰岛素原的合成及调节胰岛素的分泌，这种酶存在于人的大脑和胰岛里面。⑤锌转运体 8 抗体：是胰岛 β 细胞特异

性 Zn^{2+} 转运体，仅在胰岛 β 细胞表达，为胰岛素成熟存贮过程提供 Zn^{2+} 的主要成分。⑥其他胰岛相关抗体：包括羧基肽酶 H 抗体、性别决定区 Y 相关蛋白抗体、Tetraspanin-7 抗体及其他尚未被发现的抗体。

29. T1DM 可以是自身免疫性多内分泌腺综合征的组成部分

约三分之一的 T1DM 患者其自身免疫攻击并不局限于 β 细胞，可发展成为自身免疫性多内分泌腺综合征（autoimmune polyendocrine syndromes，APS），其中 15%~30% 的患者合并自身免疫性甲状腺疾病（autoimmune thyroid diseases，AITD），5%~10% 合并自身免疫性胃炎/恶性贫血（autoimmune gastritis/pernicious anaemia，AIG/PA），4%~9% 伴有乳糜泻（celiac disease，CD），0.5% 并发肾上腺皮质功能减退（Addison 病），此外 2%~10% 有白癜风（vitiligo）。

APS 可分为 APS-1 型、APS-2 型和 X 连锁多内分泌腺病肠病伴免疫失调综合征（immune dysregulation，polyendocrinopathy，enteropathy，X Linked syndrome，IPEX），并且以 1 型糖尿病发生风险显著增加为特征（IPEX > APS-2 型 > APS-1 型）。

（1）APS-1 型

出现原发性肾上腺皮质功能减退（Addison 病）、甲状旁腺功能减退和皮肤黏膜念珠菌感染三者中的两种及两种以上即可诊断。APS-1 型患者 T1DM 的易感性增加，但其胰岛相关自身抗体谱与

T1DM 单独发病的个体却不尽相同。APS-1 型患者通常出现 GAD 抗体阳性，但该抗体并不与 T1DM 发病相关；相反，IAA 和 IA-2 抗体则与 T1DM 发病相关。由于 GAD 作为自身抗原并非单独在胰岛表达，因此，在 APS-1 型患者中 GAD 抗体并非是筛查 T1DM 的理想指标。

（2）APS-2 型

APS-2 型指 T1DM、Addison 病和自身免疫性甲状腺疾病三者中至少出现两者。APS-2 型患者通常伴发其他非内分泌自身免疫疾病，如自身免疫性胃炎、乳糜泻和白癜风。APS-2 为多基因遗传病，与人类白细胞抗原II基因相关，特别是 HLA-DR 3 和 HLA-DR 4。

（3）IPEX

X 连锁多内分泌腺病肠病伴免疫失调综合征是一种罕见的免疫系统遗传性疾病。其主要临床表现为围生期及婴儿期的顽固性腹泻，可伴有自身免疫性甲状腺疾病、肾小球肾炎及湿疹性皮炎等。患儿体内嗜酸性粒细胞增多，血清 IgA 及 IgE 水平增高，并产生多种自身抗体。在已报道的 IPEX 病例中超过 60% 的患儿合并 T1DM，且发病极早甚至在出生时就表现为高血糖。患儿胰腺组织呈典型的淋巴细胞浸润，并出现胰岛特异性自身抗体。

APS 表现为多器官自身免疫共存的原因目前仍未知，考虑可能是多器官共用靶抗原的原因。其中 APS 突出的特点之一是产生针对多个内分泌器官抗原的自身抗体。这种抗体可在有临床表现之前出现，因此可以从某种程度上预测自身免疫性疾病的发生。

T1DM 患者发生其他自身免疫疾病的风险增加，如 AITD、

AIG/PA、CD 和 Addison 病等。临床实践中，T1DM 患者在初诊时即应筛查甲状腺过氧化物酶抗体、壁细胞抗体、肌内膜抗体和21-羟化酶抗体；并在确诊后定期复查，当出现以上自身抗体阳性时，应进一步检测相关腺体功能，必要时行激素激发试验。早期筛查器官特异性自身抗体和潜在腺体功能缺陷有助于在疾病全面发生前采取有效措施。

参考文献

1. SALONEN K, RYHÄNEN S, HÄRKÖNEN T, et al. Autoantibodies against zinc transporter 8 correlate with age, metabolic state and HLA-DR genotype in children with newly diagnosed type 1 diabetes. Diabetes Metab Res Rev, 2013, 29 (8): 646 - 654.

2. VON OETTINGEN J E, WOLSDORF J I, FELDMAN H A, et al. Utility of diabetes-associated autoantibodies for classification of new onset diabetes in children and adolescents. Pediatr Diabetes, 2016, 17 (6): 417 - 425.

3. WOITTIEZ N J, ROEP B O. Impact of disease heterogeneity on treatment efficacy of immunotherapy in type 1 diabetes: different shades of gray. Immunotherapy, 2015, 7 (2): 163 - 174.

4. MASSIMO P, ROBERTO T, GEORGE S E. Humoral autoimmunity in type 1 diabetes: prediction, significance, and detection of distinct disease subtypes. Cold Spring Harb Perspect Med, 2012, 2 (10): a012831.

5. 张青青，顾愹，杨涛. 胰岛自身抗体检测及其临床应用. 广东医学，2012，33 (18)：2703 - 2705.

6. 季荔，石星，倪世宁，等. 1型糖尿病胰岛自身抗体与年龄和病程的关系. 南京医科大学学报，2015，35 (8)：1110 - 1113.

7. 蔡赟，杨涛，陈家伟. 1型糖尿病与自身免疫性多内分泌腺综合征. 中华内分泌代谢杂志，2012，28 (8)：688 - 690.

（沈敏　整理）

1 型糖尿病发病机制的
新理论和新观点

T1DM 的发病机制尚未完全阐明，以往对于 T1DM 发病机制的报道主要集中于自身免疫系统对胰岛细胞的损伤，从而导致胰岛出现一系列不可逆的破坏，同时 T1DM 的发生也离不开大量未知的环境因素、遗传因素和随机事件综合的影响。然而除了我们传统认为的机制外，一些关于发病机制的新观点正在被逐步认识。

30. 肠道菌群的改变可能参与 T1DM 免疫调节，菌群移植是可期待的免疫治疗新方式

在过去的几十年中，伴随着人们饮食习惯的改变，肠道菌群结构也在改变，T1DM 的发病率逐渐增高。很可能这些事是相关的，肠道微生物菌群的改变可能参与了 T1DM 的免疫调节。肠道是人体内重要的免疫器官，肠道微生物与宿主在肠道黏膜表面的

交流促进了免疫系统的建立和发展。

2011 年，美国的一项研究收集了 4 例新诊断 T1DM 患儿与 4 例健康儿童的粪便对照样本，发现 T1DM 肠道菌群中产丁酸菌和黏蛋白降解菌减少，而产其他短链脂肪酸的菌增多，首次报道了 T1DM 患儿肠道菌群的特征。2012 年，一项芬兰的研究发现，产乳酸菌和产丁酸菌与胰岛 β 细胞自身免疫相关，这两种菌丰度越低，胰岛自身抗体阳性数目越多；胰岛自身抗体阳性的儿童存在两种重要的双歧杆菌缺失，而其拟杆菌丰度较抗体阴性儿童明显增加。2013 年，西班牙的一项病例对照研究比较了 16 例 T1DM 患儿与 16 例健康儿童的粪便对照样本，经多因素回归分析显示，双歧杆菌和乳酸杆菌与血糖水平呈负相关，梭菌与血糖水平呈正相关，首次发现 T1DM 与肠道菌构成变化相关。2016 年，英国的一项观察性研究首次观察了血糖控制良好的 T1DM 患者的肠道菌群，并发现其肠道菌群与健康人群近似，这提示肠道菌群与血糖控制之间存在相关性。2015 年，芬兰的一项前瞻性研究发现，在 T1DM 发病前一年菌群多样性已下降 25%，这些变化包括已知调节肠道健康的细菌减少，有害菌增加，首次确定肠道菌群与 T1DM 的因果关系，为 T1DM 与肠道菌群之间的联系提供了切实的佐证。还有研究发现通过调节 NOD 小鼠肠道菌群可以预防 T1DM 的发生。这些均提示肠道菌群可能参与了 T1DM 的发生。

基于肠道菌群的干预措施主要包括生活方式干预、肠道菌群移植，以及使用益生菌、益生元、抗生素、降糖药物等。初步探索发现，T1DM 患者接受肠道菌群移植治疗后血糖明显降低且波动减少，长期疗效评估 BMI 及胰岛功能无明显变化，且患者对肠道菌群移植治疗的接受度及耐受性良好，未出现不良反应。肠道菌群移植疗法有望造福更多 T1DM 患者。

31. 表观遗传学参与 T1DM 的发生发展

表观遗传学被认为是遗传因素和环境因素之间的桥梁，表观遗传学主要的修饰方式包括 DNA 甲基化、组蛋白修饰和非编码 RNA 修饰。在所有表观遗传学修饰里，DNA 甲基化与 T1DM 的关系研究最为广泛。由于同卵双胞胎具有完全一致的遗传背景，因此很多研究者利用同卵双胞胎进行了 DNA 甲基化的研究。英国伦敦大学等单位收集了 52 对不共患 T1DM 的同卵双胞胎，每一对双胞胎均收集了三种不同类型的免疫细胞，并在全基因组范围内测定 DNA 甲基化水平。他们利用表观基因组关联分析获得了在正常人群及患病人群中的一系列差异甲基化位点，分析发现这些差异甲基化位点与免疫细胞代谢相关的基因及细胞周期有关，这为了解表观遗传修饰在 T1DM 中的病因学作用做出了重要贡献。

mircoRNA 对免疫系统功能和 T1DM 的影响受到了越来越多的关注。研究显示异常表达的 mircoRNA 可能会导致免疫功能的异常，从而参与 T1DM 的发病。在 T1DM 患者中，外周淋巴细胞 miR-326 的表达升高，分析认为 miR-326 的靶基因与免疫调节有关。Zhang 等比较了高发病风险的 T1DM 前期人群及正常对照，他们在 T1DM 前期人群的 nTreg 细胞中检测到了 miR-Let-7c 和 miR-15a 两个差异表达的 mircoRNA。mircoRNA 在 T1DM 发病机制中的重要作用，为我们展示了一个全新的免疫调控机制，即在转录水平对免疫反应的调控，对其深入认识，有助于为治疗提供新方案。

表观遗传学修饰，尤其是 DNA 甲基化在 T1DM 发病机制及 mircoRNA 在 T1DM 的进展相关的预测中已经得到研究和证实。进一步研究其在 T1DM 发病中的作用机制，有望为 T1DM 诊断及治疗提供新的希望。

32. 胰岛素抵抗可能是了解 T1DM 发病机制的新思路

传统观点认为，T1DM 的主要特征是胰岛 β 细胞受到损伤，导致胰岛素分泌的缺乏，而胰岛素抵抗是 2 型糖尿病（type 2 diabetes mellitus，T2DM）的发病标志，而早在 1982 年，Defronzo 等就用葡萄糖钳夹技术证明 T1DM 与 T2DM 同样存在肝脏和外周的胰岛素抵抗。2003 年，Libman 和 Becker 针对有肥胖等典型胰岛素抵抗特征但同时有一个或几个胰岛自身抗体阳性的儿童、青少年糖尿病患者提出了"双重糖尿病"（double diabetes，DD）的概念。该假说认为，一些患者同时有 T2DM（具有胰岛素抵抗）和 T1DM（胰岛 β 细胞被破坏）的病因，代谢失调和自身免疫异常的患者多代表着胰岛素敏感性较低的 T1DM 患者，且患有双重糖尿病的个体遗传学特征与 T1DM 患者极为相似。因双重糖尿病患者含有两种类型糖尿病的病因，而其部分发病机制和遗传因素与 T1DM 更加密切，于是越来越多的人推断，曾经只作为 T2DM 病因的胰岛素抵抗与 T1DM 的发病也存在关系。对 T1DM 患者胰岛素抵抗的研究表明，不仅肝脏，全身（如肌肉、脂肪等）组织也表现出胰岛素抵抗。因此，胰岛素抵抗在 T1DM 的发生发展中起着重要作用。

参考文献

1. ZHAO S, LIEBERMAN T D, POYET M, et al. Adaptive evolution within gut microbiomes of healthy people. Cell Host &Microbe, 2019, 25（5）: 656 – 667.

2. SOYUCEN E, GULCAN A, AKTUGLU-ZEYBEK A C, et al. Differences in the gut microbiota of healthy children and those with type 1 diabetes. Pediatr Int, 2014, 56（3）: 336 – 343.

3. DAVIS-RICHARDSON A G, ARDISSONE A N, DIAS R, et al. Bacteroides dorei dominates gut microbiome prior to autoimmunity in finnish children at high risk for type 1 diabetes. Frontiers in Microbiology, 2014, 5: 678.

4. PLOVIER H, EVERARD A, DRUART C, et al. A purified membrane protein from akkermansia muciniphila or the pasteurized bacterium improves metabolism in obese and diabetic mice. Nature Medicine, 2017, 23（1）: 107 – 113.

5. PENG J, NARASIMHAN S, MARCHESI J R, et al. Long term effect of gut microbiota transfer on diabetes development. Journal of Autoimmunity, 2014, 53: 85 – 94.

6. REWERS M, LUDVIGSSON J. Environmental risk factors for type 1 diabetes. Lancet, 2016, 387（10035）: 2340 – 2348.

7. PAUN A, YAU C, DANSKA J S. The influence of the microbiome on type 1 diabetes. J Immunol, 2017, 198（2）: 590 – 559.

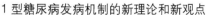

8. ROSE N R，KLOSE R J. Understanding the relationship between DNA methylation an d histone lysine methylation. Biochim Biophys Acta，2014，1839（12）：1362 – 1372.

9. 王国凤，杨涛. 1 型糖尿病中 miRNA 与免疫调控的相关性及其研究进展. 中华内分泌代谢杂志，2014，30（5）：441 – 443.

10. XIANG Z，YANG Y，CHANG C，et al. The epigenetic mechanism for discordance of autoimmunity in monozygotic twins. J Autoimmun，2017，83：43 – 50.

11. PAUL D，TESCHENDOR A E，DANG M A，et al. Increased DNA methylation variability in type 1 diabetes across three immune effector cell types. Nat Commun，2016，7：13555.

12. JERRAM S T，DANG M N，LESLIE R D. The role of epigenetics in type 1 diabetes. Curr Diabetes Rep，2017，17（10）：89.

（沈敏　整理）

1 型糖尿病的自然病程

T1DM 的发生是一种进行性的自身免疫过程伴胰岛功能的持续下降，主要发生在遗传易感人群。在环境因素的触发下，启动针对胰岛的特异性自身免疫过程，胰岛特异性自身反应 T 细胞是导致胰岛功能损伤的直接原因，多种自身抗体的产生是胰岛损伤导致胰岛细胞内抗原暴露的结果，随着病程进展最终胰岛功能完全丧失。T1DM 的自然病程可分为以下 5 个阶段（图 1）。

（1）遗传易感期

具有 T1DM 遗传易感性的高危人群尚未出现胰岛自身免疫反应，但在病毒感染等环境因素的触发下，较普通人群更易罹患 T1DM。

（2）免疫异常期

胰岛 β 细胞遭受自身免疫攻击，机体产生免疫应答，体内出现相应的免疫学标志物，但胰岛 β 细胞尚能分泌足够量的胰岛素维持血糖正常。

(3) 胰岛损伤期

胰岛 β 细胞受自身免疫影响破坏加重，逐步丧失胰岛素分泌能力，出现空腹血糖调节受损和糖耐量异常。

(4) 糖尿病期

胰岛功能进一步下降，机体最终发生胰岛素依赖性糖代谢紊乱。

(5) 胰岛衰竭期

胰岛功能进行性下降，最终发生胰岛功能衰竭。

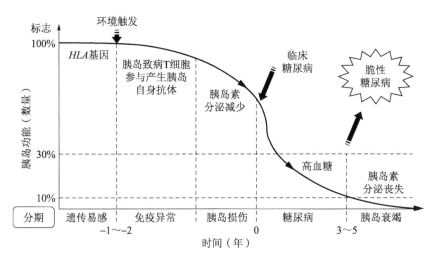

图 1　T1DM 自然病程

参考文献

1. 杨涛, 纪立农. 1 型糖尿病的自然病程和遗传易感性——2009 年 ADA Banting 科学成就奖解读. 中国糖尿病杂志, 2009, 17 (9): 643 – 645.

2. EISENBARTH G S. Update in type 1 diabetes. J Clin Endocrinol Metab, 2007,

92（7）：2403 - 2407.

3. MICHELS A W, EISENBARTH G S. Immune intervention in type 1 diabetes. Semin Immunol，2011，23（3）：214 - 219.

4. ATKINSON M A, EISENBARTH G S, MICHELS A W. Type 1 diabetes. Lancet，2014，383（9911）：69 - 82.

（顾愙　整理）

1 型糖尿病预测的时机与策略

有 T1DM 家族史尤其是 T1DM 患者的一级亲属是遗传高危人群,对其进行 *HLA* 基因筛查,对携带高危基因者进行胰岛自身抗体的监测是 T1DM 高效、精确的预测手段。胰岛自身免疫启动后,定期评估胰岛功能,监测血糖是 T1DM 早期诊断的有效手段。除此之外,尚需要其他敏感且具有预测价值的生物学标志,为T1DM 预测、诊断、进展监测、免疫治疗疗效评估等提供手段,这是疾病预测的发展方向之一。同时,应进一步将异质性极大的T1DM 易感人群划分为不同亚型进行预测,包括起病急骤亚型和起病缓慢亚型,这样能够更好地进行个体化预防和治疗。

33. 对 T1DM 高风险者的早期识别有利于提高疾病的早期筛查率、早期诊断率与早期治疗率

多项研究表明,被纳入 T1DM 遗传易感人群随访研究的受试者,在临床起病时糖化血红蛋白（glycosylated hemoglobin,

HbA1c）水平和糖尿病酮症酸中毒（diabetic ketoacidosis,
DKA）发生率较未接受监测随访的发病者更低，提示早期预
测并筛查 T1DM 高危人群并进行密切随访对改善疾病预后有重
要意义。

　　T1DM 的自然病程提示，患者在临床症状出现前存在很长一
段时间的胰岛免疫期，此阶段患者存在疾病高危因素及早期的
生物学标志物，但尚未出现典型的临床表现，这个阶段为 T1DM
的预测和预防提供了很好的时机。在自身免疫性胰岛炎启动到
临床 T1DM 发病的自然进程中，虽然越早时期的预测相对后期
准确性较低，但可以为将来免疫干预提供时机，故更具有临床
价值。

34. T1DM 患者一级亲属是疾病筛查和随访的重点人群

　　T1DM 患者一级亲属发病风险显著增加，且与患者和先证者
的亲属关系有关。双胞胎儿童青少年一方诊断 T1DM 后，应对
另一方进行血糖、胰岛功能及糖尿病相关抗体的检测，确定携
带有相同致病基因的儿童多数会在一年左右也发生糖尿病。美
国糖尿病学会（American Diabetes Association, ADA）指南建议
将 T1DM 患者的相关亲属转诊到临床研究机构进行风险评估
（等级 E）。

35. 易感基因是胰岛 β 细胞自身免疫的初级危险因素

HLA 基因是 T1DM 的主效基因。对普通人群的研究表明儿童起病的 T1DM 患者 90% 携带 *HLA* 易感基因，儿童青少年自身免疫糖尿病研究（diabetes autoimmunity study in the young，DAISY）中携带 *HLA* 易感基因的 T1DM 一级亲属抗体阳性率和 T1DM 发病率均高于非 *HLA* 易感基因携带者。在高加索人群中，*HLA-DR3-DQ2*（*DR3*）和 *HLA-DR4-DQ8*（*DR4*）单倍型是已明确的 *T1DM* 高危基因，而 *DR3/DR3*、*DR3/DR9* 和 *DR9/DR9* 在我国和日韩地区 T1DM 患者中频率增高。目前利用全基因组关联分析方法进行的相关研究已发现超过 60 个 T1DM 相关性非 *HLA* 基因多态性位点。人胰岛素原基因（*INS*）、蛋白酪氨酸磷酸酶非受体型 22（*PTPN22*）、细胞毒 T 淋巴细胞相关抗原 4（cytotoxic T lymphocyte associated antigen-4，*CTLA-4*）、*IFIH* 等基因均是除 *HLA* 以外危险因素较高的 T1DM 易感基因。

36. *HLA* 基因联合非 *HLA* 位点建立 T1DM 预测模型：预测 1 型糖尿病发病风险更优

尽管大多数非 *HLA* 基因的 *OR* 值不高、单个非 *HLA* 基因位点不能用于预测 T1DM 或区分糖尿病分型，但综合检测 *HLA* 和非 *HLA* 易感位点进行遗传风险评分，可以更好地预测 T1DM 的发病风险。Christiane Winkler 等利用 T1DGC 数据库中 4574 例患者和 1207 例对照者建立了包含 40 个非 *HLA* 位点联合 *HLA* 基因型预测 T1DM 的模型，通过大样本独立人群的验证，联合预测模型的曲线下面积达到 0.84（95% *CI*：0.81 ~ 0.86）较单用 *HLA* 基因型预测效果更好。此外，*HLA* 基因型联合 *PTPN22*、*INS*、*IL2RA*、*ERBB3*、*ORMDL3*、*BACH2*、*IL27*、*GLIS3*、*RNLS* 九个非 *HLA* 基因位点的预测模型亦能取得不错的预测效果，曲线下面积达到 0.82（95% *CI*：0.79 ~ 0.84）。

37. 中国人群 T1DM 风险预测模型：遗传风险评分越高，自身免疫严重程度越重

由于种族间易感基因的差异，上述模型应用于中国人群并不能达到同样的预测效能。因此，杨涛教授研究团队结合 5 个独立 *HLA* 基因型和 3 个非 *HLA* 易感位点开发并验证了一个适用于中国人群的 T1DM 风险预测模型，曲线下面积达到 0.86（95% *CI*：0.85 ~ 0.88）。利用此模型，我们首次在中国人群中获得了类似高加索人群的预测值。此外，研究发现预测模型的遗传风险评分（genetic risk score，GRS）越高，T1DM 发病年龄越早，初诊时空腹 C 肽水平越低。考虑到构建此模型的大多数易感位点都与免疫应答相关，可能由此模型推导出的 GRS 与 T1DM 患者确诊时的自身免疫严重程度有关。然而，确切的机制仍有待进一步研究证实。

38. 利用影像学手段无创性观察胰岛局部炎症，有利于疾病早期发现

早期淋巴细胞浸润胰岛，并分泌各种细胞因子导致胰岛 β 细胞损伤。炎症细胞的渗出通常伴随着一定程度的微血管系统变化，包括内皮细胞改变、血管扩张、胰岛血流增加及水肿等。利用磁性纳米微粒标记，通过磁共振成像技术监测胰岛微血管渗漏可无创性观察胰岛局部炎症，有利于疾病早期发现。

39. 针对已知胰岛抗原进行 T 细胞检测，可在发病前预测疾病风险

胰岛抗原特异性 T 细胞介导 β 细胞自身免疫性破坏，外周血致病性 T 细胞的检出及动态变化可反映胰岛自身免疫活动进展，检出的 T 细胞阳性反应性胰岛抗原的种类数越多，而非单个抗原反应的阳性程度，对疾病的预测价值越高。目前主流的 T 细胞检测方法包括酶联免疫斑点检测和主要组织相容性复合物（major histocompatibility complex，MHC）-抗原多肽四聚体技术。

40. 胰岛自身抗体是胰岛 β 细胞遭受免疫破坏最可靠的生物学标志

虽然胰岛自身抗体并非 T1DM 的直接致病因素，但是胰岛 β 细胞遭受免疫破坏最可靠的生物学标志。胰岛素自身抗体

（insulin autoantibodies，IAA）、谷氨酸脱羧酶自身抗体（glutamate decarboxylase autoantibodies，GADA）、胰岛细胞抗体（islet cell autoantibodies，ICA）、蛋白酪氨酸磷酸酶抗体（insulinoma associated-2 autoantibodies，IA-2A）、锌转运体-8 自身抗体（ZnT8A）是目前 T1DM 最有效的预测和诊断抗体。

建议所有 T1DM 易感个体定期检测 IAA、GADA、IA-2A、ZnT8A 胰岛自身抗体。

41. 评估胰岛功能衰竭速度预测疾病进程，监测血糖及早发现糖代谢异常

胰岛 β 细胞受免疫攻击破坏加重，逐步丧失胰岛素分泌能力，最终发生胰岛素依赖性糖代谢紊乱。临床上常用的空腹及餐后（或其他刺激后）的 C 肽水平检测是有效且可靠的胰岛功能评价方法。T1DM 可累及全年龄段的患者，并表现为不同的临床特征。儿童起病以急发型常见，表现为酮症倾向，成人起病者缓发型比例增多，常与 T2DM 存在相似的临床表现。建议携带高危基因及多抗体阳性者每年进行胰岛功能评估，通过胰岛功能衰竭速度预测疾病进程。

同 T2DM 一样，空腹血糖调节受损和糖耐量异常状态及 HbA1c 升高均是临床诊断前血糖异常的线索。建议携带高危基因及多抗体阳性者每年进行静脉血糖和 HbA1c 检测，以及早发现血糖异常。

参考文献

1. 顾愹，杨涛. 1 型糖尿病预测的时机与策略. 中华糖尿病杂志. 2016, 8 (10)：580 - 583.

2. PARKKOLA A, HÄRKÖNEN T, RYHÄNEN S J, et al. Extended family history of type 1 diabetes and phenotype and genotype of newly diagnosed children. Diabetes Care, 2013, 36 (2)：348 - 354.

3. LUO S, LIN J, XIE Z, et al. HLA genetic discrepancy between latent autoimmune diabetes in adults and type 1 diabetes：LADA China Study No. 6. J Clin Endocrinol Metab, 2016, 101 (4)：1693 - 1700.

4. MICHELS A, ZHANG L, KHADRA A, et al. Prediction and prevention of type 1 diabetes：update on success of prediction and struggles at prevention. Pediatr Diabetes, 2015, 16 (7)：465 - 484.

5. GAGLIA J L, HARISINGHANI M, AGANJ I, et al. Noninvasive mapping of pancreatic inflammation in recent-onset type-1 diabetes patients. Proc Natl Acad Sci U S A, 2015, 112 (7)：2139 - 2144.

6. POCIOT F, LERNMARK Å. Genetic risk factors for type 1 diabetes. Lancet, 2016, 387 (10035)：2331 - 2339.

7. HELMINEN O, ASPHOLM S, POKKA T, et al. OGTT and random plasma glucose in the prediction of type 1 diabetes and time to diagnosis. Diabetologia, 2015, 58 (8)：1787 - 1796.

8. 朱婧，陈阳，顾愹. 1 型糖尿病基因和免疫预测研究进展. 中华糖尿病杂志, 2016, 8 (10)：632 - 635.

9. ZHU M, XU K, CHEN Y, et al. Identification of novel T1D risk loci and their association with age and islet function at diagnosis in autoantibody-positive T1D individuals：based on a two-stage genome-wide association study. Diabetes care, 2019, 42 (8)：1414 - 1421.

（顾愹　陈阳　整理）

1 型糖尿病胰岛自身抗体检测

虽然胰岛自身抗体并非 T1DM 的直接致病因素，但却是胰岛 β 细胞遭受免疫破坏最可靠的生物学标志。IAA、GADA、ICA、IA-2A、ZnT8A 是目前 T1DM 最有效的预测和诊断抗体。

42. T1DM 易感个体应定期检测 IAA、GADA、IA-2A、ZnT8A 胰岛自身抗体

IAA 对预测儿童 T1DM 发病至关重要，是筛选高危儿童接受免疫治疗的重要标准，且 IAA 水平是预测 T1DM 发病时间的主要决定因素之一，IAA 水平越高、出现时间越早则预测价值越大。起病年龄在 5 岁以下的儿童于发病前几乎都能检测到 IAA，若能进一步提高 IAA 的检出率，则可在更早期准确地预测 T1DM 的发生。

最早确认的 ICA 是一种针对数种胰岛细胞分子的异质抗体系列，早年针对 ICA 的研究发现，发病的 T1DM 患者一级亲属中，

ICA 敏感性最强，但如果受试者仅存在 ICA 阳性，则患病风险极低。ICA512 又称 IA-2A，其阳性说明对抗原表位的免疫应答已经成熟，病情进展加快。

GADA 可在 80% 的新发 T1DM 及其前期人群中检出，GADA 检测敏感性、特异性是 4 个抗体中最高的，被认为是最稳定的预测指标。因 GADA 阳性持续时间长于其余抗体，因此，常作为成人迟发性自身免疫性糖尿病的免疫学证据。

ZnT8A 是 2007 年新发现的 T1DM 胰岛自身抗体。在新发 T1DM 患者中，ZnT8A 阳性率为 60%～80%，健康人中阳性率不足 2%。单个抗体阳性患者的一级亲属中，ZnT8A 阳性者 4 年内患病率高于 ZnT8A 阴性者，分别为 31% 和 7%。ZnT8A 可覆盖 26% 的其他抗体阴性 T1DM 患者，增加抗体的检出率。

43. T1DM 与抗体的种类、出现时间、性别和 *HLA* 基因型相关

体内检测出阳性抗体后进展为 T1DM 的速度与阳性抗体的种类、出现时间、性别和 *HLA* 基因型有关。DAISY 研究发现 IAA 持续阳性的儿童 5 年内 T1DM 发病率为 100%，而 IAA 波动阳性者随访 10 年仅 63% 发生 T1DM，且 IAA 滴度越高者，疾病进展越快。5 岁以下儿童起病者几乎都以 IAA 最先出现，继而出现 GADA 抗体，成人起病者多以 GADA 为首个阳性抗体。携带 HLA-DR4-DQ8 单倍型的儿童多以 IAA 为首个阳性抗体，而携带 HLA-DR3-DQ2 纯合子的儿童最先出现 GADA 阳性。此外，幼龄、

女性、携带 HLA-DR3/DR4-DQ8 基因型者发病速度较快。

44. 多抗体联合检测可显著提高对 T1DM 发病的预测价值

阳性抗体的个数对疾病有不同的预测价值。早期出现的阳性抗体数越多，个体快速进展为临床糖尿病的危险性越高。3 个及以上抗体阳性者 5 年内 50% 以上发展为 T1DM；2 个抗体阳性者 10 年内 70% 发展为 T1DM，15 年内 84% 发展为 T1DM，随访至 20 年几乎 100% 的个体发展为 T1DM；单个抗体阳性者 10 年内仅 14.5% 发展为 T1DM，部分单个抗体阳性者在之后的随访过程中出现阳性抗体转阴性的现象，可能与低亲和力抗体的非特异性结合有关，这些低亲和力的抗体对 T1DM 没有预测和诊断价值。由于"多胰岛自身抗体阳性"是疾病进展的重要环节，故联合检测多种抗体可显著提高对 T1DM 发病的预测价值。

45. 推荐使用国际标准化检测法进行胰岛自身抗体检测，以确保较高的敏感性和特异性，并关注阳性抗体的种类、数目、亲和力和滴度

为提高国际多中心抗体检测结果的可比性，近年来胰岛自身抗体标准化项目（islet autoantibody standardization program，IASP）将抗体检测步骤标准化，并采用国际单位（NIDDK/DKUnits）表示抗体滴度。放射性免疫沉淀法（radioimmuno precipitation assy，

RIP）是目前国际上公认的敏感性及特异性均较高的胰岛自身抗体检测"金标准"。南京医科大学第一附属医院（江苏省人民医院）内分泌科实验室是国内具有该检测资质的机构之一，并接受 IASP 的质控，质控结果在全球 30 个受检中心名列前茅（图 2）。

IDS　iASP　2020　UF UNIVERSITY of FLORIDA

Islet Autoantibody Standardization Program（IASP）
Preliminary Performance Report
Date of report: 03/31/2020
Laboratory: 1200 Department of Endocrinology
Performance Characteristics[1]

Antibo	Method/Description	% Sensitivity	% Specificity	AUC[2]	AUCp[7]	AS95[3]	Accuracy[4]	T1D Reported[5]	Control Reported[6]
GADA	Electrogenerated chemiluminescence (ECL)	52.0	96.7	0.856	0.0572	66.0	80.71	50	90
GADA	Radiobinding Assay(RBA) Local	60.0	100.0	0.876	0.0678	70.0	85.71	50	90
IA2A	Radiobinding Assay(RBA) Local	70.0	100.0	0.760	0.0704	70.0	89.29	50	90
ZnT8A	Electrogenerated chemiluminescence (ECL)	58.0	98.9	0.760	0.0644	68.0	84.29	50	90
ZnT8A	CRCW-RBA (C-Terminal arginine & tryphtophan)	62.0	100.0	0.736	0.0656	66.0	86.43	50	90

[1] Based on laboratory submitted findings.
[2] Total Area Under the Curve derived from Receiver operating characteristics (ROC) analysis.
[3] % Sensitivity at 95% specificity derived from Receiver operating characteristics (ROC) analysis.
[4] %Accuracy:(Number of New Onset identified as positive+Number of Controls identified as negative)/
　　(number of New Onset samples reported+number of Controls samples reported)
[5] Number of T1D sample results submitted by your laboratory (maximum number=50)
[6] Number of Control sample results submitted by your laboratory (maximum number=90)
[7] Partial (specificity >90%) Area Under the Curve derived from Receiver operating characteristics (ROC) analysis.

图 2　南京医科大学第一附属医院（江苏省人民医院）内分泌科实验室胰岛自身抗体检测获 IASP 质控认证

46. ECL 抗体检测法具有更高的疾病特异性和检测敏感性，非放射性特点使其具有广阔的临床应用前景

抗体的疾病特异性是指具有疾病预测价值的高亲和力和高风险抗体。既往检出的携带非疾病特异性低亲和力阳性胰岛自身抗体的人群，尤其是携带单一阳性抗体者，在临床随访中并未观察到 T1DM 的发病。而在数月至数年内进行的后续抗体检测中，这些原先阳性的自身抗体丢失，表现为"短暂的一过性阳性"，即生物学上的"假阳性"。这些低亲和力的单一自身抗体可能是由交叉分子免疫反应引起的。新型电化学发光（electrochemiluminescence，ECL）抗体检测法（图 3）只抓取高亲和力抗体，降低由于交叉分子免疫反应引起的非疾病特异性低亲和力一过性抗体的假阳性率，其检出的更高亲和力、更高风险的胰岛自身抗体是由真正的胰岛抗原自身免疫引起的。此外，ECL 测定中，标记的胰岛抗原蛋白能够捕获血清中所有类别的免疫球蛋白（IgG、IgM、IgA 和 IgE），从而增加了检测的灵敏度。传统的 RBA 或酶联免疫吸附测定（enzyme-linked immunosorbent assay，ELISA）胰岛抗体检测法仅依赖于 IgG 的检出，因此，ECL 具有更高的特异性和敏感性，能够有效提高 T1DM 预测能力。由于 ECL 无须使用放射性核素，不受同位素衰变的影响，试验的均一性好，重复性高，且利于临床的广泛应用，具有广阔的临床应用前景。

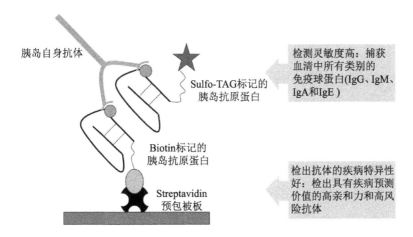

图3　ECL-胰岛自身抗体检测法

参考文献

1. GU Y, ZHAO Z, MIAO D, et al. Electrochemiluminescence assays for human islet autoantibodies. J Vis Exp, 2018, 23 (133): 57227.

2. GU Y, ZHAO Z, HIGH H, et al. Islet autoantibody detection by electrochemiluminescence (ECL) assay. J Clin Cell Immunol, 2017, 8 (6): 1000531.

3. GU Y, ZHAO Z, WAUGH K, et al. High-throughput multiplexed autoantibody detection to screen type 1 diabetes and multiple autoimmune diseases simultaneously. EBioMedicine, 2019, 47: 365－372.

4. GU Y, ZHANG M, CHEN H, et al. Discordant association of islet autoantibodies with high-risk HLA genes in Chinese type 1 diabetes. Diabetes Metab Res Rev, 2011, 27 (8): 899－905.

5. POCIOT F, LERNMARK Å. Genetic risk factors for type 1 diabetes. Lancet, 2016, 387 (10035): 2331－2339.

6. KRISCHER J P. The use of intermediate endpoints in the design of type 1 diabetes prevention trials. Diabetologia, 2013, 56 (9): 1919－1924.

7. SOSENKO J M, SKYLER J S, PALMER J P, et al. The prediction of type 1

diabetes by multiple autoantibody levels and their incorporation into an autoantibody risk score in relatives of type 1 diabetic patients. Diabetes Care, 2013, 36（9）: 2615 - 2620.

8. MIAO D, STECK A K, ZHANG L, et al. Electrochemiluminescence assays for insulin and glutamic acid decarboxylase autoantibodies improve prediction of type 1 diabetes risk. Diabetes Technol Ther, 2015, 17（2）: 119 - 127.

9. ZIEGLER A G, REWERS M, SIMELL O, et al. Seroconversion to multiple islet autoantibodies and risk of progression to diabetes in children. JAMA, 2013, 309（23）: 2473 - 2479.

10. MORRAN M P, VONBERG A, KHADRA A, et al. Immunogenetics of type 1 diabetes mellitus. Mol Aspects Med, 2015, 42: 42 - 60.

11. MICHELS A, ZHANG L, KHADRA A, et al. Prediction and prevention of type 1 diabetes: update on success of prediction and struggles at prevention. Pediatr Diabetes, 2015, 16（7）: 465 - 484.

12. GIANNOPOULOU E Z, WINKLER C, CHMIEL R, et al. Islet autoantibody phenotypes and incidence in children at increased risk for type 1 diabetes. Diabetologia, 2015, 58（10）: 2317 - 2323.

13. STECK A K, VEHIK K, BONIFACIO E, et al. Predictors of progression from the appearance of islet autoantibodies to early childhood diabetes: the environmental determinants of diabetes in the young（TEDDY）. Diabetes Care, 2015, 38（5）: 808 - 813.

14. MACLAREN N, LAN M, COUTANT R, et al. Only multiple autoantibodies to islet cells（ICA）, insulin, GAD65, IA-2 and IA-2beta predict immune-mediated（Type 1）diabetes in relatives. J Autoimmun, 1999, 12（4）: 279 - 287.

15. KRAUSE S, CHMIEL R, BONIFACIO E, et al. IA-2 autoantibody affinity in children at risk for type 1 diabetes. Clin Immunol, 2012, 145（3）: 224 - 229.

16. HAWA M I, KOLB H, SCHLOOT N, et al. Adult-onset autoimmune diabetes in Europe is prevalent with a broad clinical phenotype: Action LADA 7. Diabetes Care, 2013, 36（4）: 908 - 913.

（顾愕 整理）

中国医学临床百家

1 型糖尿病的诊断依据与诊断模型

T1DM 原名"胰岛素依赖型糖尿病",特指因胰岛 β 细胞破坏而导致胰岛素绝对缺乏,具有酮症倾向的糖尿病,患者需要终身依赖胰岛素维持生命。T1DM 主要依据临床特征来诊断,一般起病年轻、发病较急、"三多一少"症状明显,且伴有酮症或酮症酸中毒,胰岛功能差并依赖胰岛素治疗者应考虑 T1DM 可能。

由于 β 细胞破坏所致的依赖胰岛素治疗是诊断 T1DM 的"金标准",因此,T1DM 实际上是一种回顾性诊断,在患者起病初期进行分型诊断有时非常困难。根据胰岛自身抗体是否阳性又分为 1A 型糖尿病(自身免疫型)和 1B 型糖尿病(非自身免疫型)。胰岛自身抗体是目前诊断 1A 型 T1DM(T1ADM)的主要免疫指标,但 T1ADM 初诊时临床特征和胰岛功能状态存在较大异质性,且由于检测水平和检测方法的不同,胰岛自身抗体检测的准确性亦有较大差异,使得部分 T1DM 患者的临床诊断和免疫学诊断存在困惑。

因此，我们根据初诊糖尿病患者简单可及的临床特征，包括诊断时年龄、身体质量指数（body mass index，BMI）和 C 肽值（C_0、C_{120}、C_{auc}）建立糖尿病初步分型的量化工具（适用于不具备抗体精确检测地区或在抗体检测结果明确前），有助于基层医生通过简单的方法鉴别 T1DM 和 T2DM，方便尽早地给予患者恰当的治疗。

47. 临床诊断模型为 T1DM 临床诊断和鉴别提供参考

临床医生主要依据临床特点区分 T1DM 和 T2DM，但初诊 T1DM 临床表现存在较大异质性，且迄今为止尚无明确客观的分型指标。对糖尿病错误分型普遍存在（7%～15%），导致患者接受不恰当的治疗。因此，正确的分型是保证糖尿病患者得到恰当治疗的前提。Shields 等通过分析既往鉴别 T1DM 和 T2DM 的研究综述发现，诊断时年龄、开始使用胰岛素时间及 BMI 是区分两者的关键，但开始使用胰岛素时间常受临床医生选择偏倚的影响。C 肽是广泛认可的评价胰岛功能的重要指标，有研究发现其区分 T1DM 和 T2DM 价值高于诊断年龄和 BMI。

根据 532 例病程 1 年内的初诊糖尿病患者（其中 1 型糖尿病 203 例，2 型糖尿病 329 例）诊断时的临床特征和胰岛功能状态，将常用于鉴别 1 型糖尿病和 2 型糖尿病的相关变量纳入方程，并以高敏感性胰岛自身抗体检测获得的免疫学诊断为"金标准"，经 Logistic 逐步回归分析法，最终选取诊断时年龄、BMI 和胰岛功能（C_0、C_{120}、C_{auc}）建立了三个 T1DM 的临床诊断模型即 CODE-C_0、CODE-C_{120}、CODE-C_{auc}，在国内首次将 T1DM 的临床特点与免疫学诊断建立联系（图4）。

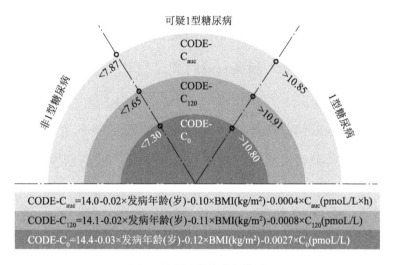

图 4　T1DM 临床诊断模型

注：该临床诊断模型是介于传统诊断和免疫学诊断之间的一种新的评价工具，实现了在无准确抗体检测结果的前提下，帮助临床医生做出量化且相对正确的判断，为基层 T1DM 临床诊断和鉴别提供参考。

48. 采用双切点提高模型的诊断准确性

为提高模型的诊断准确性，我们采用双切点，即分别选取特异度和灵敏度各为 95% 的两个切点值作为各自诊断 T1DM 和 T2DM 的切点。建议使用模型 C_0 时以 10.80 和 7.30 作为诊断 T1DM 和 T2DM 的切点。同样，使用模型 CODE-C_{120} 和模型 CODE-C_{auc} 时分别以 10.91 和 7.65、10.85 和 7.87 为切点诊断

T1DM 和 T2DM。三模型取值在两切点之间的患者为糖尿病待分型，需要高敏感性胰岛自身抗体检测和随访后明确。Oram 等研究的糖尿病相关基因评分（genetic risk score，GRS）中，用双切点区分 T1DM 和 T2DM 取得了良好效果。经该法诊断为 T1DM 或 T2DM 的患者，其被误诊的可能性至多为 5%。此外，通过两切点诊断可以筛选出取值处在中间的糖尿病待分型人群，识别可疑病例并及时送检较准确的胰岛自身抗体进行免疫学检测，能显著缩小抗体检测人群，节约医疗资源。最后，我们的模型可以帮助基层医生在患者未检测抗体时，依据临床上易获得的资料初步判断分型，且三模型可供临床医生根据实际操作的难易程度进行选择。

49. 临床诊断模型存在不足之处，需经大样本验证及进一步优化

我们的模型也存在一些不足，如模型目前仅适用于初诊糖尿病患者（病程在 1 年内），尚无法实现对长病程患者的分型。模型仅能区分 T1DM 和 T2DM，未考虑特殊类型糖尿病的鉴别。此外，本研究中 T1DM 指 1A 型，不单独区分成人隐匿性自身免疫糖尿病（latent autoimmune diabetes in adults，LADA）。尽管 LADA 同属自身免疫糖尿病范畴，但其胰岛功能下降速度明显低于经典T1DM，表型与 T2DM 类似。因而，部分 LADA 患者可能无法用该模型很好地区分出来，必须依赖进一步抗体检测和随访。受样本量的限制，我们目前尚未进行大样本的验证，后续会进一步优化该模型。

参考文献

1. 陈双，付麒，顾愹，等. 1 型糖尿病临床诊断模型的建立. 中华糖尿病杂志，2016，8（10）：598 – 603.

2. SHIELDS B M, PETERS J L, COOPER C, et al. Can clinical features be used to differentiate type 1 from type 2 diabetes? A systematic review of the literature. BMJ Open, 2015, 5（11）：e009088.

3. DE LUSIGNAN S, KHUNTI K, BELSEY J, et al. A method of identifying and correcting miscoding, misclassification and misdiagnosis in diabetes：a pilot and validation study of routinely collected data. Diabet Med, 2010, 27（2）：203 – 209.

4. HOPE S V, WIENAND-BARNETT S, SHEPHERD M, et al. Practical classification guidelines for diabetes in patients treated with insulin：a cross-sectional study of the accuracy of diabetes diagnosis. Br J Gen Pract, 2016, 66（646）：e315 – e322.

5. THUNANDER M, TÖRN C, PETERSSON C, et al. Levels of C-peptide, body mass index and age, and their usefulness in classification of diabetes in relation to autoimmunity, in adults with newly diagnosed diabetes in Kronoberg, Sweden. Eur J Endocrinol, 2012, 166（6）：1021 – 1029.

6. ORAM R A, PATEL K, HILL A, et al. A type 1 diabetes genetic risk score can aid discrimination between type 1 and type 2 diabetes in young adults. Diabetes Care, 2016, 39（3）：337 – 344.

7. 肖建中. 认识糖尿病特殊类型提高糖尿病防治水平. 中华糖尿病杂志，2013，5（4）：193 – 195.

8. STENSTRÖM G, GOTTSÄTER A, BAKHTADZE E, et al. Latent autoimmune diabetes in adults：definition, prevalence, beta-cell function, and treatment. Diabetes, 2005, 54（Suppl 2）：S68 – S72.

（顾愹　整理）

经典 1 型糖尿病临床特征

50. 经典 T1DM 发病年龄较轻

经典 T1DM 通常发生于儿童及青少年。我国 T1DM 发病率的调查结果显示，T1DM 发病高峰在 10 ~ 14 岁，14 岁以后 T1DM 的发病率随着年龄增长逐渐降低，30 岁以上者的发病率每年约 0.69/10 万。日本的调查数据也显示 10 ~ 14 岁是 T1DM 的发病高峰。

51. 经典 T1DM 起病急骤，酮症倾向明显

经典 T1DM 起病急骤，有"多饮、多食、多尿、体重下降"症状，酮症倾向明显，常以酮症起病且复发率高。Usher-Smith 等一项 Meta 分析显示 T1DM 患者起病时，酮症/酮症酸中毒的发病率为 12.8% ~ 80.0%，并存在显著的地区差异，主要与该地经济、医疗水平及 T1DM 的发病率、知晓率有关。目前，国内关于

T1DM 患者酮症/酮症酸中毒的大规模流行病学资料尚不足，相关文献调研结果提示我国 T1DM 患者酮症的发病率高于美国等国家。有研究显示，≥30 岁起病的患者酮症发生率显著高于儿童、青少年起病的患者，胰岛素分泌峰值较青少年起病者低。

52. 经典 T1DM 起病时仍有残存胰岛功能

新诊断的经典 T1DM 患者仍有残存胰岛功能。美国糖尿病学会（Americn Diabetes Association，ADA）研究表明，33% 未成年起病的 T1DM 患者在诊断 1～5 年后峰值 C 肽仍≥0.2 nmol/L。Joslin 等研究发现超长病程（病程＞50 年）的患者仍残留部分胰岛功能。一项美国大型横断面研究纳入近千名病程在 3～81 年 T1DM 患者，发现约 40% 患者仍有残余胰岛功能。以上研究均针对高加索人群，南京医科大学第一附属医院内分泌科评估了我国新诊断 T1DM 患者胰岛功能，发现其优于高加索人群。先前国外研究表明 56% 儿童或青少年起病的新诊断 T1DM 患者峰值 C 肽≥0.2 nmol/L，而该研究中未成年起病的新诊断 T1DM 患者峰值 C 肽≥0.2 nmol/L 的比例为 77.3%。因此，胰岛功能不能作为鉴别 T1DM 和 T2DM 的唯一依据。进一步研究发现，T1DM 患者残存的胰岛功能与胰岛自身抗体阳性数目相关。抗体阴性患者 C 肽分泌多于抗体阳性者，随着自身抗体阳性数目增多，C 肽释放减少，抗体阳性数目越多，C 肽释放越少。分析其原因，考虑胰岛 β 细胞被破坏后导致抗原暴露，自身免疫反应被激活，产生抗原特异性胰岛自身抗体，抗体数目越多提示自身抗原暴露越多，自身免疫反应越强烈，胰岛 β 细胞破坏越多，残存的胰岛素分泌细胞越少，胰岛功能越差。

53. 经典 T1DM 微血管并发症高发

经典 T1DM 患者微血管并发症高发。微血管并发症主要为糖尿病视网膜病变（diabetic retinopathy，DR）和糖尿病肾病（diabetic nephropathy，DN），前者可引起视力缺失或失明，后者可引起高血压和肾衰竭。早期 DR 可无临床症状，但在病程 10 年以上的 T1DM 年轻人中，很大一部分可以通过眼底照相和荧光血管造影等方法检测出。一项在英国开展的相关研究发现，在 12 ~ 18 岁患有 T1DM 的儿童和青少年人群中 DR 发生率为 11%，分析该群体并发糖尿病视网膜病变的危险因素包括病程、青春期、发病年龄及过去 1 年内糖化血红蛋白（hemoglobin Alc，HbA1c）水平，结果表明低龄患病及血糖控制不佳者发生 DR 的风险更高。T1DM 病程进展至 15 ~ 20 年时，DR 发生率急剧增加，约有 80% 患者合并 DR。此外，25% ~ 40% T1DM 患者将最终出现 DN。尿微量白蛋白是预测 DN 的有效指标，T1DM 患者 10 年以上病程的，有 25% ~ 30% 出现微量白蛋白尿，20 年以上的上升至 40% ~ 60%。瑞士 T1DM 人群研究发现，约 14% 患者（平均病程为 17 年）诊断为 DN。1999—2010 年一项纳入 7203 例中国台湾 T1DM 人群的研究发现，DN 引起的终末期肾衰竭（end stage renal failure，ESRF）标准病死率男性为 25.85，女性为 28.08，15～29 岁是发病高峰阶段。美国糖尿病控制及并发症研究（diabetes control and complications trial/epidemiology of diabetes and complications，DCCT/EDIC）对 1439 例 T1DM 患者随访 19 年发现，有 1.4%（20/1439）患者由持续正常白蛋白尿发展为持续预计肾小球滤过率（estimated glomerular filtration rate，eGFR）< 60 mL/（min · 1.73m^2），其中 81% 为女性患者。

54. 经典 T1DM 常合并其他自身免疫性疾病

经典 T1DM 患者常合并其他自身免疫性疾病。约 1/3 患者可发展为自身免疫性多内分泌腺综合征（autoimmune polyglandular syndrome，APS）。APS 分为 APS-Ⅰ型、APS-Ⅱ型和 X 连锁多内分泌腺病肠病伴免疫失调综合征（immune dysregulation，polyendo-crinopathy，enteropathy，X-Linked syndrome，IPEX），并且以 T1DM 发生风险显著增加为特征（IPEX > APS-Ⅱ > APS-Ⅰ）。15%～30% 患者合并自身免疫性甲状腺疾病（autoimmune thyroid disease，AITD），包括慢性淋巴细胞性甲状腺炎、弥漫性毒性甲状腺肿（Graves 病），在血液中分别可检测出甲状腺抗球蛋白抗体、抗微粒体抗体、抗过氧化酶抗体及促甲状腺素受体抗体。甲状腺功能减退在 T1DM 年轻人中的发生率为 1%～5%，而亚临床甲状腺功能减退的发生率为 1%～10%。另有 5%～10% 患者合并自身免疫性胃炎/恶性贫血（autoimmune gastritis/pernicious

anaemia，AIG/PA），4%~9%伴有乳糜泻（celiac disease，CD），
0.5%并发肾上腺皮质功能减退（Addison病），此外2%~10%有
白癜风。

参考文献

1. WENG J, ZHOU Z, GUO L, et al. Incidence of type 1 diabetes in China,
2010 - 13: population based study. BMJ, 2018, 360: j5295.

2. ONDA Y, SUGIHARA S, OGATA T, et al. Incidence and prevalence of
childhood-onset Type 1 diabetes in Japan: the T1D study. Diabet Med, 2017, 34 (7):
909 - 915.

3. AL-HAYEK A A, ROBERT A A, BRAHAM R B, et al. Frequency and
associated risk factors of recurrent diabetic ketoacidosis among Saudi adolescents with type 1
diabetes mellitus. Saudi Med J, 2015, 36 (2): 216 - 220.

4. LEE H J, YU H W, JUNG H W, et al. Factors associated with the presence and
severity of diabetic ketoacidosis at diagnosis of type 1 diabetes in korean children and
adolescents. J Korean Med Sci, 2017, 32 (2): 303 - 309.

5. SHALTOUT A A, CHANNANATH A M, THANARAJ T A, et al. Ketoacidosis
at first presentation of type 1 diabetes mellitus among children: a study from Kuwait. Sci
Rep, 2016, 6: 27519.

6. 胡婷，程莹，黄干，等. 不同起病年龄的1型糖尿病住院患者的临床特征.
中南大学学报（医学版），2019，44 (7)：813 - 817.

7. DAVIS A K, DUBOSE S N, HALLER M J, et al. Prevalence of detectable
C-peptide according to age at diagnosis and duration of type 1 diabetes. Diabetes Care,
2015, 38 (3): 476 - 481.

8. 王悦舒，王星，王静，等. 新诊断1型糖尿病患者胰岛功能及其影响因素的
临床研究. 南京医科大学学报（自然科学版），2017，37 (5)：597 - 600.

9. 钱莉，杨涛，姜惠，等. 1型糖尿病胰岛自身抗体与胰岛功能的关系. 中华

临床医师杂志（电子版），2017，11（5）：728 – 733.

10. NG S M, AYOOLA O O, MCGUIGAN M P, et al. A multicentre study evaluating the risk and prevalence of diabetic retinopathy in children and young people with type 1 diabetes mellitus. Diabetes Metab Syndr, 2019, 13（1）：744 – 746.

11. DHILLON N, KARTHIKEYAN A, CASTLE A, et al. Natural history of retinopathy in children and young people with type 1 diabetes. Eye（Lond），2016, 30（7）：987 – 991.

12. PAPADOPOULOU-MARKETOU N, CHROUSOS G P, KANAKA-GANTEN-BEIN C. Diabetic nephropathy in type 1 diabetes：a review of early natural history, pathogenesis, and diagnosis. Diabetes Metab Res Rev, 2017, 33（2）.

13. SON M K, YOO H Y, KWAK B O, et al. Regression and progression of microalbuminuria in adolescents with childhood onset diabetes mellitus. Ann Pediatr Endocrinol Metab, 2015, 20（1）：13 – 20.

14. SVENSSON M K , TYRBERG M, NYSTRÖM L, et al. The risk for diabetic nephropathy is low in young adults in a 17-year follow-up from the Diabetes Incidence Study in Sweden（DISS）. Older age and higher BMI at diabetes onset can be important risk factors. Diabetes Metab Res Rev, 2015, 31（2）：138 – 146.

15. 蔡赟，杨涛，陈家伟. 1 型糖尿病与自身免疫性多内分泌腺综合征. 中华内分泌代谢杂志，2012，28（8）：688 – 690.

（秦瑶　整理）

成人隐匿性自身免疫糖尿病临床特征

55. 成人隐匿性自身免疫糖尿病人群分布特点

国内外报道,成人隐匿性自身免疫糖尿病(latent autoimmune diabetes in adults,LADA)发病年龄最低为 15 岁,最高为 82 岁。我国 LADA China 多中心调查结果显示,LADA 在中国的患病率较高,高于经典 T1DM。15 岁以上中国初诊 T2DM 患者中 LADA 患病率为 6.2%,若以 18 岁为成人年龄截点则 LADA 患病率为 6.1%,以 30 岁为截点则为 5.9%。在不同性别和民族中,LADA 患病率无显著差异。若以秦岭—淮河为界,北方地区 LADA 患病率高于南方,并呈由东北向西南递减的趋势。

56. 成人隐匿性自身免疫糖尿病临床表型与 T1DM 及 T2DM 部分重叠

与 T2DM 相比,LADA 患者体型较瘦(欧洲患者仍肥胖,但

中国和日本患者体重正常），β 细胞功能下降速度较快且代谢综合征的表现较少。在校正 BMI 后，LADA 患者负荷后胰岛素分泌缺陷较 T2DM 更为严重，而空腹 C 肽水平比 T2DM 更低或相当。随访期间的纵向研究表明，LADA 患者的 β 细胞功能丧失比 T2DM 严重，这与 LADA 患者胰岛素需求出现较早相一致。在英国前瞻性糖尿病研究（The United Kingdom Prospective Diabetes Study，UKPDS）研究中，随访 6 年需要胰岛素治疗的 LADA 患者占 84%，而 T2DM 患者仅占 14%。

57. 成人隐匿性自身免疫糖尿病代谢特征介于 T1DM 和 T2DM 之间

37.3%～74.1% LADA 患者可出现代谢综合征。Action LADA 研究发现 LADA 的代谢特征介于 T1DM 和 T2DM 之间。随后，非胰岛素依赖性自身免疫糖尿病（Non-Insulin Requiring Autoimmune Diabetes，NIRAD）研究显示，GADA 高滴度 LADA、GADA 低滴度 LADA 和 T2DM 患者合并代谢综合征的比例分别为 45.7%、71.1% 和 67.6%。而 LADA China 研究中的上述比例则分别为 39.5%、70.1% 和 75%。基于人群的研究表明，超重/肥胖是 LADA 的重要危险因素，突显了 LADA 患者的胰岛素抵抗。一些研究甚至观察到，通过体内稳态模型评估，BMI 和年龄均匹配的 LADA 患者显示出与 T2DM 患者相似的胰岛素抵抗，表明胰岛素抵抗可能对 LADA 和 T2DM 具有同等的作用。然而，在 Action

LADA 3 中，LADA 患者除高血糖以外的代谢综合征（高腰围、高收缩压、高甘油三酯、低高密度脂蛋白胆固醇）患病率低于 T2DM，与非糖尿病患者相似，表明除高血糖外的其他代谢综合征不是 LADA 特定的临床特征。

58. 成人隐匿性自身免疫糖尿病临床表型以 GADA 滴度依赖性方式变化

谷氨酸脱羧酶抗体（glutamic acid decarboxylase antibody, GADA）滴度呈双峰分布已有报道。GADA 滴度高的 LADA 患者与 T1DM 相似，多种自身抗体阳性的比例更高，胰岛素缺乏程度更严重。而 GADA 滴度低的 LADA 患者与 T2DM 相似，但不完全相同，与 T2DM 相比，LADA 患者空腹 C 肽水平较低，自身免疫性疾病患病率更高，代谢紊乱较轻，遗传特征也不同。

59. 成人隐匿性自身免疫糖尿病免疫状态与抗体滴度相关

T1DM 和 LADA 患者外周血中 B 淋巴细胞亚群的表型和频率均发生变化，且与胰岛功能显著相关。胰岛自身抗体的滴度、数目均可反映自身免疫紊乱的严重程度。LADA China 研究显示，5.9% LADA 患者存在 GADA 阳性。与经典 T1DM 患者相比，LADA 患者有着更低的抗体滴度、单抗体及多抗体阳性率；而与

低滴度 LADA 患者相比，高滴度 LADA 患者有着更高的抗体滴度、单抗体及多抗体阳性率。此外，自身免疫糖尿病常合并其他自身免疫疾病。研究显示，从 T1DM、高滴度 LADA、低滴度 LADA 到 T2DM，其合并甲状腺自身免疫紊乱的风险逐渐降低，高滴度 LADA 更接近于 T1DM，而低滴度 LADA 更接近于 T2DM。

60. 成人隐匿性自身免疫糖尿病胰岛功能介于 T1DM 与 T2DM 之间

LADA 患者起病时尚保存一定的胰岛 β 细胞功能，不依赖胰岛素治疗。Action LADA 单区域的随访研究发现，LADA 患者胰岛功能显著高于 T1DM，但低于 T2DM。LADA 患者从发病至出现胰岛素依赖的时间长短不一，一般需要 3~5 年，其胰岛 β 细胞功能减退快于 T2DM，但比经典 T1DM 缓慢。意大利的一项研究通过对 LADA 患者进行长期随访发现，胰岛自身抗体滴度高者胰岛功能衰减速度更快。LADA China 3 年随访研究进一步显示，高滴度 LADA 患者的胰岛功能衰减速度明显快于低滴度 LADA 和 T2DM，而低滴度 LADA 患者的胰岛功能衰减速度近似于 T2DM。

61. 成人隐匿性自身免疫糖尿病急慢性并发症情况

目前有关 LADA 急性并发症的文献报道很少。有个案报道了未使用胰岛素或停用胰岛素的"T2DM"患者发生酮症酸中毒，经检测 GADA 阳性，后确诊为 LADA。LADA 发生酮症、酮症酸中毒或高血糖高渗状态的比例并不常见，高于 T2DM 而低于 T1DM，这与 LADA 胰岛素缺乏程度及自然病程有关。在慢性并发症方面，LADA 患者微血管并发症发生率与 T1DM 患者无明显差异，高血压及高脂血症的发生率亦相似。探究 LADA 微血管与大血管并发症的中国研究显示，LADA 患者糖尿病肾病与糖尿病视网膜病变发生率显著低于 T2DM，颈动脉斑块与心血管疾病的发生率与 T2DM 相似。进一步分析显示，病程 <5 年者糖尿病肾病与糖尿病视网膜病变患病率显著低于 T2DM，病程 >5 年者糖尿病肾病与糖尿病视网膜病变患病率与 T2DM 相当，随着病程的延长 LADA 患者微血管并发症增加。

参考文献

1. ZAHARIA O P, BOBROV P, STRASSBURGER K, et al. Metabolic characteristics of recently diagnosed adult-onset autoimmune diabetes mellitus. The Journal of clinical endocrinology and metabolism, 2018, 103 (2): 429 – 437.

2. HERNANDEZ M, MOLLO A, MARSAL J R, et al. Insulin secretion in patients with latent autoimmune diabetes (LADA): half way between type 1 and type 2 diabetes: action LADA 9. BMC Endocr Disord, 2015, 15: 1.

3. LIU L, LI X, XIANG Y, et al. Latent autoimmune diabetes in adults with low-titer GAD antibodies: similar disease progression with type 2 diabetes: a nationwide, multicenter prospective study (LADA China Study 3). Diabetes Care, 2015, 38 (1): 16 – 21.

4. HJORT R, AHLQVIST E, CARLSSON P O, et al. Overweight, obesity and the risk of LADA: results from a Swedish case-control study and the Norwegian HUNT study. Diabetologia, 2018, 61 (6): 1333 – 1343.

5. DENG C, XIANG Y, TAN T, et al. Altered peripheral B-lymphocyte subsets in type 1 diabetes and latent autoimmune diabetes in adults. Diabetes Care, 2016, 39 (3): 434 – 440.

（秦瑶　整理）

暴发性 1 型糖尿病临床特征

62. 暴发性 1 型糖尿病多见于成年人

经典 T1DM 好发于青少年，而暴发性 1 型糖尿病（fulminant type 1 diabetes mellitus，FT1DM）则更多见于成年人。日本的一项全国性调查研究显示，在 161 例 FT1DM 中仅有 8.7% 患者年龄 <20 岁。我国北京儿童医院研究亦显示，在 853 例年龄 <18 岁的新确诊 T1DM 患者中仅有 1.29% 为 FT1DM，与韩国报道的 1.33% 近似。近期日本学者 Shiga 等在一项包括 1076 例儿童 T1DM 的观察性研究中发现，仅有 16 例确诊为 FT1DM，该结果再一次证实了 FT1DM 在青少年中少见。然而，目前有关 FT1DM 好发于成年人的确切机制尚不明确。有研究者认为，青少年人群发病率较低的原因可能与儿科医生对本病不熟悉有关，甚至导致漏诊。另外，FT1DM 发病机制可能与病毒感染引发的机体免疫反应及胰岛 β 细胞破坏有关，而基因背景及个体易感性不同也可能是

不同年龄人群发病存在差异的原因。

63. 暴发性 1 型糖尿病起病急骤、进展迅速

FT1DM 患者从出现多饮、多尿、多食、体重下降等高血糖症状到发生糖尿病酮症酸中毒的时间很短，通常一周以内。日本 FT1DM 平均起病时间为（4.4±1.1）天，我国为（3.2±2.3）天，明显短于经典 T1DM 患者的（36.4±25.1）天。有些患者甚至不出现高血糖症状，直接以酮症酸中毒就诊。FT1DM 患者起病时血糖急剧升高，平均血糖日本为（44.4±20.0）mmol/L，国内为（37.9±14.5）mmol/L，明显高于经典 T1DM 患者的（24.1±11.8）mmol/L。由于病程较短，患者起病时的 HbA1c 水平往往接近正常（6.8%±1.1%）或者轻度升高（<8.5%）。

64. 暴发性 1 型糖尿病起病时临床情况危重

90% 以上患者以酮症酸中毒起病，约半数起病时伴有意识障碍。一项来自日本全国范围的调查数据显示，FT1DM 占所有以酮症酸中毒起病 T1DM 的 19.4%。而我国不同医院小样本数据显示，在以酮症或酸中毒起病的 T1DM 中 FT1DM 占 2.3%~16.3%。反映酮症酸中毒的各项指标（如动脉血 pH 值、碱剩余、二氧化碳结合力等）提示 FT1DM 患者存在更为严重的酸中毒，平均动脉血 pH 值为（7.19±0.13）。FT1DM 患者起病时常伴有明显的

电解质紊乱，表现为高钾、低钠、低氯血症，其紊乱程度比经典和特发性 T1DM 更为严重。

65. 暴发性 1 型糖尿病起病时伴胰岛 α 细胞功能障碍

新发 FT1DM 患者在起病时不仅存在胰岛 β 细胞功能完全衰竭，还伴随胰岛 α 细胞功能障碍，主要表现为餐后高胰高糖素血症。Komada 等对 4 例 FT1DM 患者行精氨酸刺激试验后发现，其胰高糖素曲线下面积小于经典 T1DM 和 T2DM 患者。Takahashi 等对 5 例病程年龄相匹配的 FT1DM 及经典 T1DM 患者行精氨酸刺激试验后发现，两者胰高糖素分泌曲线相似，均表现为胰高糖素在刺激后 15 min 达峰值，120 min 则回落至基线水平。而南京医科大学第一附属医院内分泌科对 4 例 FT1DM 和 10 例经典 T1DM 患者行标准馒头餐试验后发现，FT1DM 患者胰高糖素曲线下面积高于经典 T1DM 患者。上述研究结果存在差异，可能与胰岛 α 细胞功能评估方法、疾病病程、个体异质性等有关。

66. 暴发性 1 型糖尿病合并多脏器功能损害

FT1DM 患者起病时常伴有胰腺外分泌功能受损、肝肾功能不全及横纹肌溶解等多脏器功能损害。与经典 T1DM 不同，FT1DM 患者血清胰酶水平轻度升高，可同时存在恶心、呕吐、腹痛等消化道症状,类似于急性胰腺炎。但上述症状持续时间较短,无长期脂肪泻等胰腺外分泌腺受累表现,胰腺 B 超或 CT 无出血、坏死征象,仅极少数病例出现胰腺水肿。进一步组织病理学检查发现胰腺外分泌组织中巨噬细胞及淋巴细胞浸润。Kahara 等研究表明,尽管胰酶升高与糖尿病相伴发生,但相互独立,胰酶升高可先于糖尿病出现,是否有胰酶升高或胰腺水肿与 FT1DM 患者预后无关,具体机制尚不清楚。胰酶异常通常并不需要特殊处理,随着糖尿病酮症酸中毒纠正及血糖控制,胰酶将于 2~3 周恢复正常。约 43.5% 患者可出现肾功能不全,可能与酮症酸中毒大量失水导致血容量减少有关,在补液等治疗后肾功能可恢复正常。约 17.39% 的患者可出现肌酸激酶升高,伴有肌肉酸痛症状者占 8.7%,提示 FT1DM 合并肌肉溶解症时,症状和实验室检查往往不呈平行关系,建议将肌酸激酶作为疑似 FT1DM 患者的常规检查项目,以免漏诊。少数患者伴有多器官功能衰竭(如肝衰竭、肾衰竭、肺衰竭和心衰竭等),涉及的脏器较多且无一定规律,提示需重视早期脏器衰竭表现,以免延误治疗。

67. 暴发性 1 型糖尿病临床预后极差

与经典 T1DM 相比,FT1DM 患者 C 肽水平严重低下,需要终身进行胰岛素替代治疗,极少数患者可出现短暂的"蜜月期"。FT1DM 患者每日使用胰岛素剂量更大,但血糖波动更明显,常出现高血糖和低血糖交替现象,严重低血糖事件更高发,糖尿病微血管并发症发生风险更高，长期预后可能更差。其中妊娠期起病的 FT1DM 患者预后极差，往往出现胎死腹中。日本 FT1DM 患者中胎儿病死率高达 67%。中国中南大学湘雅二院研究显示，8 例妊娠期发病的 FT1DM 患者胎儿均为死胎。引起胎儿死亡的确切机制不明，Shimizu 等研究发现酮症酸中毒诱发子宫收缩、水电解质酸碱失衡影响胎儿神经系统发育、母体脱水致子宫胎盘血流减少等导致胎儿死亡风险显著增加。

参考文献

1. SHIGA K,URAKAMI T,SUZUKI J,et al. Fulminant type 1 diabetes mellitus in Japanese children and adolescents：multi-institutional joint research of the Japanese Study Group of Insulin Therapy for Childhood and Adolescent Diabetes. Endocr J,2018,65(8)：795 - 803.

2. 王雅静，赵思童，贾晓蒙，等. 暴发性 1 型糖尿病临床特点的比较分析. 解放军医学杂志，2019，44（11）：936 - 941.

3. 冼晶，梁杏欢，李励，等. 暴发性 1 型糖尿病 23 例临床分析. 广西医科大学学报，2017，34（6）：924 - 926.

4. 李照青，张金苹. 暴发性 1 型糖尿病患者的患病情况及临床特征. 中华内科杂志，2016，55（11）：849 - 853.

5. KOMADA H, HIROTA Y, SAKAGUCHI K, et al. Impaired glucagon secretion in patients with fulminant type 1 diabetes mellitus. Endocrine, 2019, 63（3）：476 - 479.

6. TAKAHASHI N, CHUJO D. Response to "Preserved" glucagon secretion in fulminant type 1 diabetes. J Diabetes Investig, 2019, 10（1）：188 - 189.

7. 张玲玉，付煜，谷丽，等. 新发暴发性 1 型糖尿病患者胰岛 α 细胞功能特征研究. 中华糖尿病杂志，2019，11（5）：347 - 352.

（秦瑶 整理）

特发性 1 型糖尿病临床特征

68. 特发性 1 型糖尿病人群分布特点

特发性 1 型糖尿病（idiopathic type 1 diabetes mellitus，IDM）多见于非裔美国人和亚洲人群，也可在美国原住居民、西班牙裔美国人及欧洲地中海人群中出现。男性发病率高于女性，男女比例为 2∶1，原因尚不清楚。有认为与男性中酗酒者较多有关，但在其他报道中尚未得到证实，是否与性染色体、性激素、身体脂肪分布等不同有关，尚待研究明确。IDM 发病年龄报道不一，多见于 15～35 岁患者。

69. 特发性 1 型糖尿病临床特征与经典 T1DM 存在异同

IDM 临床特征与经典 T1DM 类似，但缺乏胰岛 β 细胞自身免疫学证据。患者容易出现酮症或酮症酸中毒，但在酮症酸中毒发作期间表现出不同程度的胰岛素敏感性。与经典 T1DM 相比，IDM 患者表现出肝脂肪变性和典型的动脉粥样硬化性血脂异常特征，即高 LDL-C 和低 HDL-C，同时胰岛素敏感性较低及内脏脂肪指数较高（表1）。有关 IDM 的发病机制，目前尚不完全清楚，研究认为糖脂毒性可能与其胰岛素抵抗及短暂性 β 细胞功能障碍有关。尽管已经报道了 *HLA* 不同基因型的突变，但目前认为 *HLA* 相关基因不参与其发病机制，表明 IDM 可能具有特定的遗传背景。

表1 特发性1型糖尿病与经典1型糖尿病临床特征比较

	IDM（$n=30$）	T1DM（$n=30$）	P
临床特征			
BMI（kg/m^2）	25.5 ± 3.06	23.1 ± 3.46	0.012
腰围（cm）	97.8 ± 10.1	89.4 ± 11.1	0.007
收缩压（mmHg）	112.6 ± 18.7	107.3 ± 20.1	0.104
舒张压（mmHg）	68.8 ± 9.2	68.5 ± 8.1	0.876
内脏脂肪指数（VAI）	1.76 ± 0.43	1.01 ± 0.49	0.004
代谢特征			
HDL-C（mmol/L）	0.99 ± 0.11	1.37 ± 0.26	<0.001
TG（mmol/L）	0.89 ± 0.26	0.94 ± 0.31	0.668
LDL-C（mmol/L）	3.47 ± 0.75	2.95 ± 0.68	0.027
TC（mmol/L）	4.88 ± 0.78	4.75 ± 0.73	0.509
AST（U/L）	22.1 ± 8.81	16.4 ± 3.72	0.005
ALT（U/L）	22.8 ± 9.58	15.3 ± 5.57	0.001
空腹血糖（mmol/L）	7.16 ± 0.98	7.4 ± 1.02	0.190
HbA1c（%）	8.34 ± 1.17	8.01 ± 0.92	0.233
胰岛素需求量（U/kg）	0.51 ± 0.21	0.67 ± 0.32	0.678
胰岛素敏感指数			
M 值	3.13 ± 1.06	3.95 ± 0.98	0.006

注：上述指标均以 M±SD 表示。内脏脂肪指数(visceral adipose index, VAI)计算公式：男性 VAI =［WC/39.68 +（1.88×BMI）］×（TG/1.03）×（1.31/HDL）；女性 VAI =［WC/36.58 +（1.89×BMI）］×（TG/0.81）×（1.52/HDL）。

70. 特发性 1 型糖尿病分型特点

(1) 第一种类型，称为非典型糖尿病

该亚型是 Winter 等描述的最常见的表现形式，称为非典型糖尿病。患者体型肥胖，急性起病，发病时呈经典 T1DM 特征。发病初期血与尿 C 肽明显降低，早期需要进行胰岛素替代治疗。但患者胰岛功能往往在一定时间内有所恢复，并维持较好的水平，此时胰岛素可减量或停用，仅靠饮食和运动即可控制血糖，必要时口服降糖药物治疗，此阶段临床表现为 T2DM 特点。多数患者出现酮症或酮症酸中毒时没有诱因，但 Aizawa 等发现部分日本患者在起病前常有过量饮用"苏打饮料"历史，故又将其称为"软饮料综合征"。此类型患者大多肥胖，但在不同人群中肥胖的程度和比例不同。Winter 等报道的美国黑人 IDM 中，46% 患者肥胖，但中国人和日本人 IDM 中肥胖者约 80%，而中国香港 IDM 患者肥胖程度较日本人轻。

(2) 第二种类型，称为经典特发性 1 型糖尿病

这是最像特发性 1 型糖尿病的一个亚型。其发病年龄、性别、BMI、HbA1c、C 肽水平与经典 T1DM 相比无显著差异，但缺乏自身免疫学证据。它的致病因素是病毒或其他一些环境因素等，尚不清楚。此类型与第一种类型不同的是，患者通常无肥胖，尽管所需胰岛素用量较经典 T1DM 少，血糖可能更容易控制，但仍需胰岛素治疗。

（3）第三种类型，称为暴发起病的特发性 1 型糖尿病

这一类型是 Imagawa 等报道的暴发起病的特发性 1 型糖尿病。多见于成人，发病时无感染诱因，起病急骤，高血糖症状出现数天即发生糖尿病酮症酸中毒，HbA1c 水平与高血糖常不成比例，治疗所需胰岛素用量较大。检查提示血与尿 C 肽水平极低，胰岛自身抗体均为阴性，血清淀粉酶、弹性蛋白酶 I 水平升高，胰腺 B 超常正常。

参考文献

1. VELLANKI P, UMPIERREZ G E. Diabetic ketoacidosis: a common debut of diabetes among african americans with type 2 diabetes. Endocr Pract, 2017, 23 (8): 971 - 978.

2. GUARNOTTA V, VIGNERI E, PILLITTERI G, et al. Higher cardiometabolic risk in idiopathic versus autoimmune type 1 diabetes: a retrospective analysis. Diabetol Metab Syndr, 2018, 10: 40.

3. FABREGAT M, FERNANDEZ M, JAVIEL G, et al. The genetic profile from HLA and non-HLA loci allows identification of atypical type 2 diabetes patients. J Diabetes Res, 2015, 2015: 485132.

（秦瑶　整理）

1 型糖尿病胰岛素替代治疗

71. 中国 T1DM 患者血糖达标率低

2003 年北京地区儿童青少年糖尿病控制管理状况调查研究显示，平均年龄为 12 岁的 T1DM 患者平均 HbA1c 为 9.8%，在西太平洋地区各国家和地区排名中位列第 9，血糖控制不良者占 64.2%。2004 年上海地区儿童青少年糖尿病血糖控制调查发现，15 岁以前发病患者平均 HbA1c 为 8.9%。广东省 T1DM 转化医学研究项目 2011 年的数据显示，年龄中位数为 29.6 岁的 T1DM 患者平均 HbA1c 为 8.6%。2013 年北京地区 T1DM 儿童血糖控制管理状况研究显示，18 岁以下患者平均 HbA1c 为 8.5%，血糖控制达标率仅为 15.0%。2013 年重庆、武汉、成都地区的 T1DM 儿童青少年生存质量调查及分析发现，12 岁以上青少年 HbA1c >7.5% 者占 39.3%。我国上述研究调查的患者数量较少，虽然不能完全反映实际情况，但已显示与 2009 年美国 "SEARCH for Diabetes in

Youth"研究调查中 20 岁以下 T1DM 患者 HbA1c 达标率为 44.4%、平均 HbA1c 水平为 8.18% 相比，有一定差距。

72. 中国 T1DM 患者急慢性并发症发生率高

2014 年美国 SEARCH 研究显示，年轻（0～19 岁）T1DM 患者糖尿病酮症酸中毒（diabetic ketoacidosis，DKA）的患病率约为 30%。美国 Joslin 糖尿病中心"50 年奖章"项目随访的 351 例 50 年以上病程的 T1DM 患者中有超过 40% 的患者未合并糖尿病相关并发症。而广东省 T1DM 转化医学研究的调查显示，T1DM 患者起病时 DKA 高发（50.1%），病程中 DKA 和严重低血糖风险较高；慢性并发症平均病程不长，但肾病发生率较高（20.7%）。广东省 T1DM 转化医学研究数据部分可以反映出中国 T1DM 现状。另一项中国 1 型糖尿病流行病学研究显示，我国新诊断 T1DM 患者的 DKA 患病率相对较高（所有年龄组 40.1%，15 岁以下的 51.4%），明显高于西方国家。

73. 中国 T1DM 患者寿命短

在 1997—2007 年，美国 Joslin 糖尿病中心"50 年奖章"项目共招募到 443 例病程长于 50 年的 T1DM 患者。而 2012 年由中华医学会糖尿病学分会启动的"呵护生命，携手同行"T1DM 患者关爱项目招募到的病程 30 年以上的 T1DM 患者仅为 105 例。

74. 国际倡导的"基础 + 餐时"胰岛素强化治疗方案在我国应用率低

中国 3C 研究发现，国际倡导的"基础 + 餐时"胰岛素强化治疗方案在我国应用率低，接受调查的 764 例 T1DM 患者，仅有 34.7% 使用每日注射 4 次的基础加餐时胰岛素治疗方案，而有 45.0% 采用每日 2 针的胰岛素治疗方案，且使用每日 2 次注射方案者以儿童、青少年居多。广东省 T1DM 转化医学研究项目对 1270 例入组患者的分析显示，仅有 12.5% 的患者使用胰岛素泵治疗，34.3% 的患者使用每日注射 4 次的基础加餐时胰岛素治疗方案。西太平洋地区 T1DM 流行病学调查显示，我国胰岛素治疗以每日 2 次方案者居多（67.9%），持续皮下胰岛素输注（continuous subcutaneous insulin infusion，CSII）使用率较低（4.7%），与西方国家相比有显著差距。

75. 规范中国 T1DM 胰岛素治疗的必要性

规范我国 T1DM 胰岛素治疗，有利于患者达到良好的血糖控制目标，减少血糖波动，降低低血糖和糖尿病并发症的风险，提高患者生活质量，延长寿命。

76. "基础 + 餐时"是 T1DM 患者首选的胰岛素治疗方案

① T1DM 患者因自身胰岛素分泌绝对缺乏，完全或部分需要

外源性胰岛素替代以维持体内糖代谢平衡和生存。

② T1DM 患者胰岛功能差，需要通过外源性胰岛素以模拟生理性胰岛素分泌方式进行胰岛素补充，基础加餐时胰岛素治疗是 T1DM 首选胰岛素治疗方案。

③ 应用基础加餐时胰岛素替代治疗，在尽可能避免低血糖的前提下使血糖达标，能够降低 T1DM 远期并发症发生率。

④ 建议胰岛素治疗方案应个体化，方案的制订需兼顾胰岛功能状态、血糖控制目标、血糖波动幅度与低血糖发生风险。

⑤ 基础加餐时胰岛素替代治疗方法包括每日多次胰岛素注射（multiple daily injection，MDI）和持续皮下胰岛素输注。

77. T1DM 患者胰岛素治疗应根据其胰岛功能的衰竭程度和对胰岛素的敏感性差异，遵循个体化原则

（1）T1DM 蜜月期

① 在 T1DM 蜜月期根据血糖监测情况，可每日进行 ≤3 次小剂量胰岛素（包括预混胰岛素）注射，但应以维持血糖达标为准。

② T1DM 蜜月期仍应进行血糖监测，对于出现血糖波动大、血糖不易控制、需频繁调整胰岛素用量者建议及时评估患者胰岛功能并及时改用胰岛素强化治疗方案。

（2）脆性糖尿病阶段

① 一定病程后 T1DM 可进入脆性糖尿病阶段，少数进展迅速

的 T1DM 在确诊时即可进入脆性糖尿病阶段。

② 脆性糖尿病阶段的胰岛素治疗，建议使用 CSII 方案，或速效胰岛素类似物联合长效胰岛素类似物方案。联合应用非促泌剂类的口服药可能有助于减轻血糖波动，但尚缺少临床证据。

（3）儿童青少年 T1DM

① 儿童青少年 T1DM 可采用短效胰岛素、中效胰岛素或长效胰岛素进行方案组合，近年来也有部分胰岛素类似物被国家食品药品监督管理总局（China Food and Drug Administration，CFDA）批准用于儿童和青少年糖尿病的治疗，包括门冬胰岛素（2 岁以上）、赖脯胰岛素（12 岁以上）、地特胰岛素（6 岁以上）和甘精胰岛素（6 岁以上）。

② 因特殊情况无法坚持基础加餐时胰岛素治疗方案的儿童青少年患者，必须加强血糖监测，及时根据血糖情况重新调整胰岛素治疗方案，避免长期血糖不达标带来的各种急慢性并发症。

③ 青春期患者为维持正常生长发育，应保证足够能量摄入，此时可适当增加胰岛素用量。

④ 进入青春期后，体内性激素、生长激素等胰岛素拮抗激素分泌增多，胰岛素需要量增加；血糖水平较青春期前明显升高且波动较大，需要加强血糖监测，适时调整胰岛素治疗方案。

（4）T1DM 合并妊娠

① T1DM 合并妊娠可采用短效胰岛素、中效胰岛素或长效胰岛素进行方案组合，或使用胰岛泵治疗。目前经 CFDA 批准可用

于妊娠糖尿病和糖尿病合并妊娠患者的胰岛素类似物制剂是门冬胰岛素和地特胰岛素。

② T1DM 女性患者无论在妊娠前、妊娠期及产后都应保证充足的营养和良好的血糖控制。

③ 妊娠时胎盘分泌的孕激素、雌激素有拮抗胰岛素作用,胎盘分泌的胰岛素酶使血液中胰岛素水平和活性降低,妊娠中后期胰岛素需要量,尤其是日间胰岛素需要量增加。随着胎盘娩出,拮抗胰岛素的激素及破坏胰岛素的酶急剧减少或消失,分娩后患者胰岛素的需要量快速减少,一般分娩后 2~3 天胰岛素可减量至原量的 1/3~1/2。

（5）其他特殊情况

① T1DM 超重或肥胖者存在胰岛素抵抗,胰岛素需要量增加,必要时可联合二甲双胍（10 岁以下儿童禁用）。

② T1DM 合并感染和处于应激状态时,胰岛素需要量增加。

③ T1DM 患者禁食时,仍然需要基础胰岛素补充,之后根据进食和血糖逐渐恢复并调整餐时胰岛素。

④ 肾衰竭者根据血糖监测结果适当减少胰岛素用量。

参考文献

1. 杨涛,郭立新,翁建平,等.《中国 1 型糖尿病胰岛素治疗指南》解读. 中华医学信息导报,2017,32（1）:21.

2. 中华医学会糖尿病学分会. 中国 1 型糖尿病胰岛素治疗指南. 中华糖尿病杂志,2016,8（10）:591-597.

3. DABELEA D, REWERS A, STAFFORD J M, et al. Trends in the prevalence of ketoacidosis at diabetes diagnosis: the search for diabetes in youth study. Pediatrics, 2014, 133 (4): e938 - e945.

4. WENG J, ZHOU Z, GUO L, et al. Incidence of type 1 diabetes in China, 2010 - 13: Population based study. BMJ, 2018, 360: j5295.

5. YANG D, DENG H, LUO G, et al. Demographic and clinical characteristics of patients with type 1 diabetes mellitus: a multicenter registry study in Guangdong, China. J Diabetes, 2016, 8 (6): 847 - 853.

（王悦舒　整理）

1 型糖尿病免疫治疗

78. 作为自身免疫性疾病，T1DM 尚无确切的根治手段

自 1921 年 Banting 发现胰岛素以来，每日多次皮下注射胰岛素一直是治疗 1 型糖尿病的最主要手段。而随着新型胰岛素种类的研发和植入式胰岛素泵技术的广泛应用，1 型糖尿病患者的血糖较以往得到了更有效的控制。但是胰岛素注射无法阻挡进行性胰岛自身免疫损伤。因此，针对机体错乱的自我免疫攻击进行相应的免疫干预治疗，是保护和拯救 1 型糖尿病胰岛 β 细胞的有效手段。

79. T1DM 前期是免疫治疗的"黄金窗口期"

随着抗体检测技术和基因诊断技术的不断进步，1 型糖尿病的病程已从之前的血糖异常为起始提前至体内存在 2 个或 2 个以

上胰岛自身抗体阳性而血糖完全正常为起始。而从体内出现多个胰岛自身抗体阳性到显著血糖异常的临床糖尿病期之间有很长一段时间的"1 型糖尿病前期（pre-T1DM）"，这也恰是目前大多数 1 型糖尿病免疫治疗的"黄金窗口期"。根据自然病程 1 型糖尿病免疫治疗可分为一级预防、二级预防和三级干预。一级预防指在遗传易感期对具有 T1DM 遗传易感基因的对象采取诱导特异性免疫耐受的方法，阻止胰岛特异性自身免疫的发生；二级预防指在自身免疫攻击期对已经启动自身免疫进程的对象采取免疫干预的方式阻止自身免疫破坏进展而导致临床糖尿病；三级干预指对于已经发生临床糖尿病的对象采取免疫干预的方式阻止或延缓自身免疫对胰岛的进一步损伤，保护残存胰岛功能。一级预防和二级预防统称为初级预防，三级干预主要针对胰岛功能的保护，也称为次级干预。

80. 选择合适的人群和恰当的时机，进行多疗程多方案的联合治疗是关键

迄今为止 T1D Trailnet 概述了对 1 型糖尿病免疫治疗的结果观察和经验总结（表 2），以及对未来免疫治疗方法和目标的展望。可以看到，在疾病早期进行免疫预防可以延缓 1 型糖尿病的免疫进程，而后期进行的免疫干预则可以改善胰岛 β 细胞功能。选择合适的人群，在恰当的时机进行免疫治疗，并联合多疗程、多方案等干预手段，是今后 1 型糖尿病免疫治疗的主要方向。

表2　T1D Trailnet 对 T1DM 免疫治疗的结果观察和经验总结及
对未来免疫治疗方法和目标的展望

1型糖尿病自然病程	主要的研究结果和经验总结	Trialnet 未来的治疗方法展望
1型糖尿病不同疾病阶段	• 2个或2个以上胰岛自身抗体阳性者的胰岛免疫保护治疗	• 阿巴西普的治疗目的应是阻止疾病由阶段1向阶段2进展
	• 疾病不同阶段的切点（血糖的异常情况）可作为治疗效果的观察指标，即临床研究的终点事件	• 对发病机制的研究应着重于病程1、2阶段向3阶段的过渡，以及单个胰岛自身抗体阳性向多个胰岛自身抗体阳性的转变
临床糖尿病诊断前6~12个月胰岛β细胞功能急剧下降	• 免疫干预的最佳时机应在胰岛功能发生"断崖式下降"之前	• 未来的研究将以胰岛β细胞功能作为1阶段和2阶段免疫治疗的筛选条件或疗效观察终点
	• 需尽可能明确导致胰岛功能急剧下降的原因	• 对免疫机制的研究应涉及导致胰岛功能急剧下降的因素和关键时机
在1型糖尿病各疾病阶段，年龄均是影响免疫治疗效果的关键因素	• 年龄影响免疫治疗效果的机制仍未完全明确	• 对免疫和遗传机制的研究应考虑年龄因素
	• 受试者年龄是免疫治疗入选条件必须考虑的因素	• 免疫干预预防研究的入选条件和结果分析应当进行年龄分层
1型糖尿病免疫治疗	• 尽管随病程进展疗效逐渐削弱，但免疫治疗对1型糖尿病仍有积极作用	• 未来可开展序贯治疗或重复治疗
	• 临床诊断后C肽的变化是可预测的	• 根据疗效可将患者分为免疫治疗应答良好与应答不良两类

（续表）

1 型糖尿病自然病程	主要的研究结果和经验总结	Trialnet 未来的治疗方法展望
	• 通常 C 肽会在 1 型糖尿病初诊后 6 个月内下降迅速 • 根据不同个体在不同病程阶段间或同一病程阶段内的异质性，要对不同患者做出免疫治疗的个体化修订	• 观察描述 1 型糖尿病初诊后的 0~6 个月的免疫特征变化 • 观察低龄患儿与高龄患者之间的异同，包括对药物的疗效反应和 C 肽的变化趋势

注：修改自 BINGLEY P J, WHERRETT D K, SHULTZ A, et al. Type 1 diabetes trialnet: a multifaceted approach to bringing disease-modifying therapy to clinical use in type 1 diabetes. Diabetes Care, 2018, 41（4）：653-661.

81. 各阶段免疫干预治疗都会给 T1DM 患者带来临床获益

不论在疾病哪个阶段，免疫干预治疗都能给 1 型糖尿病患者带来临床获益，尤其在疾病早期进行干预，即使无法阻止疾病的发生，也能够延缓免疫进程并保护胰岛 β 细胞，从而减少微血管及大血管并发症，使患者长期获益。T1D Trialnet 对 1 型糖尿病免疫治疗的研究统计显示，在疾病第 1 阶段进行免疫干预治疗能将 1 型糖尿病发病风险减少 40%；治疗完全成功率达 14%（即 100 例患者中将有 14 例能避免进入临床糖尿病期）。而治疗成功的关键在于受试者的胰岛功能和年龄，具有较好胰岛功能和较小年龄的患者能取得更好的治疗效果。

尽管免疫干预治疗在预防和治愈 1 型糖尿病的道路上尚有许

多艰涩的问题亟待解决，但科研工作者和临床医务工作者仍孜孜不倦地在这条光明而曲折的道路上不断前行，而不断进取的动力则是能让广大的1型糖尿病患者摆脱胰岛素注射和糖尿病并发症带来的困扰。

参考文献

1. 顾愹，杨涛. 曙光在前——1型糖尿病临床免疫治疗探索之路. 中国糖尿病杂志，2010，18（10）：723 – 727.

2. 毛佳，顾愹，杨涛. 1型糖尿病胰岛功能保护的治疗前景. 中华糖尿病杂志，2013，5（2），68 – 72.

3. 郑帅，顾愹，杨涛. 1型糖尿病残存胰岛功能保护——免疫治疗. 中国医学前沿杂志（电子版），2013，5（11），11 – 15.

4. 顾愹，杨涛. 针对T细胞介导的胰岛自身免疫的治疗策略. 医学与哲学，2009，30（24）：19 – 21，24.

（顾愹　整理）

1 型糖尿病胰岛移植

82. 胰岛移植历史与发展

随着胰岛分离与移植技术不断改进，胰岛移植已逐渐被全世界越来越多的糖尿病研究中心所推广及应用。胰岛移植的历史最早可追溯到 19 世纪，德国学者 Oskar 和 Minkowski 通过将羊的胰腺切碎后移植入糖尿病患者体内来治疗糖尿病，虽然最终失败，却由此开创了人类通过移植术治疗糖尿病的先河。而考虑到大多数 1 型糖尿病患者胰腺外分泌腺功能是正常的，因此早在 1966 年，华盛顿大学 Paul Lacy 首次提出使用胰岛细胞代替全胰腺进行移植的全新理念。随后，多个研究机构通过腹腔胰岛移植成功逆转糖尿病大鼠的胰岛功能并揭示了移植部位对胰岛细胞的存活及功能发挥具有重要影响；1974 年，Sutherland 学者实施了世界首例人胰岛移植术，并报道了 7 例 1 型糖尿病继发肾功能减退的患者接受胰岛移植后，外源性胰岛素使用剂量减少；1990 年，Scharp 首次通过肾移植后胰岛联合移植的方法（Islet after kidney，IAK），使 1 型糖尿病患者短期内完全脱离了外源性胰岛素依赖并在一定程度上改善了肾脏损伤，但移植后胰岛细胞长期存活率低仍是限制当时胰岛移植发展和应用的重要原因。直到 2000 年加拿大学者 Shapiro 提出了"Edmonton 方案"，通过改良移植后免疫抑制方案并增加移植当量（>10 000 胰岛当量/千克体重），在 7 例 1 型糖尿病患者中取得了较理想的效果，并且接受胰岛移植的患者成功脱离胰岛素时间超过 1 年以上。随后，全世界多个移植中心按照该方案进行临床试验研究，胰岛移植手术量也成倍增加，"Edmonton 方案"被广泛推广及应用。目前，全球多个移植中心也注册加入了胰岛移植合作研究（Collaborativecollaborative Islet Transplant Registry，CITR），共同致力于胰岛移植及人类糖尿病的治疗与研究。由杨涛教授带领的南京医科大学第一附属医院内分泌科胰岛移植团队，也作为主要参与单位于 2013 年成功加入 CITR 和国际胰腺与胰岛移植学会（International Pancreas and Islet Transplant Association，IPITA），并且目前已成功完成 61 例人胰岛分离与移植工作，在国内率先开展了临床胰岛移植治疗 1 型糖尿病的应用与研究，取得了较理想的治疗效果（图 5）。

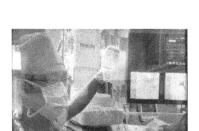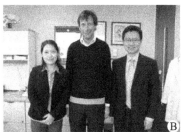

A. 杨涛教授操作临床胰岛移植；B. 张梅教授、shapiro教授与杨涛教授
（由左及右顺序）。

图5　杨涛教授带领的南京医科大学第一附属医院内分泌科胰岛移植团队

83. 胰岛移植供者与受者选择评估

胰岛移植是 1 型糖尿病重要的治疗方法之一，但由于胰腺供体来源有限，无法满足日益增长的移植需求，供体与受体两者之间的矛盾也成为限制临床胰岛移植发展的重要因素。因此，建立合理完善的评估标准和体系，对临床胰岛移植具有重要意义。目前，胰岛移植的绝对适应证为脆性糖尿病或胰岛功能几乎完全衰竭的糖尿病患者。由于 1 型糖尿病患者体内自身免疫及炎症等因素存在，胰岛功能急剧下降，从而发生血糖稳态失衡，但并不是所有阶段的 1 型糖尿病患者均适合进行胰岛移植。据 WHO 统计数据表明，每个 1 型糖尿病患者平均每年发生 1.3 次严重低血糖，其中 5% 的 1 型糖尿病患者存在频发、严重的低血糖症状，这类患者血糖波动幅度大且存在自身血糖感知障碍，因此，实行胰岛移植的临床效果最佳。而胰岛移植由于其手术微创及短中期治疗效果显著，在伴有脆性糖尿病特征的 1 型糖尿病患者中具有较好

的应用前景。目前患者筛选的总体标准有：①存在明确的胰岛移植适应证；②排除相应的移植禁忌证；③排除患者适应证存在的其他治疗方法或可选择的措施；④排除可能会增加胰岛移植术风险的急慢性并发症等。此外，通过制定完善的供者与受者评估标准和体系，有利于实现供体器官利用率最大化并维持器官捐献体系及公平分配制度稳定运行。

84. 胰岛分离纯化与移植是整个胰岛移植中最为关键的技术之一

胰岛细胞分离纯化是整个胰岛移植中最为关键的技术之一，直接关系到提取的移植物活性状态、胰岛当量及患者移植后的远期功能与疗效等。整个分离过程主要利用胶原酶在体外将供体胰腺的外分泌腺进行消化并保留胰岛，并通过密度梯度液进一步分离纯化后，经胆总管进行输注。纯化出的胰岛细胞移植入患者体内并停留在受者肝脏中，由肝脏丰富的血流提供营养物质并及时将胰岛细胞分泌的多种内分泌激素带入体循环。此外，体内多种因素可影响胰岛移植成功率，例如供者的 BMI、血压、血糖水平、供体冷却血时间及运送保存条件等。因此，胰腺供体的选择及胰岛分离纯化过程均需要具备完善的评分系统来进行。此外，现代化胰岛分离机构的建立必须具备符合生产质量管理规范的标准实验室，胰岛分离仪器设备与试剂的完善均有助于最大限度降低胰岛提取过程失败及胰岛细胞损伤和活性降低的可能性，确保临床移植疗效。同时，通过研究者不断探索与试验，目前胰岛细胞移植首选的理想部位仍然为经门静脉肝内移植，该移植部位具有移植成功率高、并发症少且手术操作风险低等优势。虽然近几年也有不少研究提出了眼球及肠系膜等多种其他移植部位，但目前尚缺乏可靠的临床研究及长期疗效的随访观察。近年来，由杨涛教授带领的移植团队，通过分离出纯度较高、活性状态较好的胰岛，目前已通过肝门静脉对多例 1 型糖尿病患者进行了临床胰岛移植治疗（图6）。

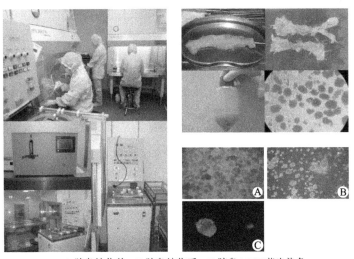

A.胰岛纯化前；B.胰岛纯化后；C.胰岛AO/PI荧光染色。

图6　杨涛教授团队建立的胰岛提取纯化实验室用于 1 型糖尿病临床胰岛移植

85. 移植术后胰岛功能评估

临床胰岛移植的目的，不仅是满足患者术后短期血糖稳定，更期望于移植后患者可获得长久的胰岛素脱离及代谢调控稳态，并进一步降低严重低血糖的发生风险，改善甚至逆转糖尿病相关并发症的发生及发展等。临床长期随访结果表明大部分患者在移植后血糖水平控制较理想，而其中小部分患者出现移植物代谢功能逐渐下降，从而短期内需要再次进行胰岛移植，因此这也反映出移植术后胰岛功能的定期评估和监测的重要意义。由于常规口服葡萄糖耐量试验（oral glucose tolerance test，OGTT）的胰岛功能评估方法对胰岛移植刺激较大，不建议对胰岛移植术后患者使用。因此，移植物功能评估往往无法直接进行，需要通过监测多种代谢指标来完成，例如胰岛素、C 肽及胰高血糖素等不同代谢激素等。此外，还可通过体内标记和示踪等方法对胰岛移植物的分布和胰岛分泌功能进行评估，并实现对胰岛细胞移植物的存活状态、体内分布、凋亡坏死等评估。理想的示踪技术可以让临床医生及研究人员对患者体内移植的胰岛细胞存活状态及分泌功能等进行客观评价，并实现对胰岛细胞的动态监测和量化分析。目前理想示踪剂的选择标准有：①对人体无毒无害；②独立于机体存在且不能内生的物质；③不能被机体代谢；④与示踪物具有相同的代谢产物；⑤有独特的物理或化学特性可进行区分；⑥体外可实现定量检测和量化评估。这些无创的示踪技术可为临床糖尿病患者胰岛移植后的效果评估及内分泌功能监测提供新的思路。

86. 胰岛移植现状及展望

糖尿病已经成为严重影响人类健康的世界性疾病之一，目前我国的糖尿病患病率已经超过 11%，其中 1 型糖尿病作为一种自身免疫性疾病，胰岛 β 细胞遭破坏后导致胰岛素绝对缺乏，患者起病急且胰岛功能进行性下降，因此，需要借助外源性胰岛素进行治疗。而部分患者由于胰岛功能近乎衰竭，患者频繁发生严重低血糖，这严重影响了患者的生存质量及生命健康。自 1980 年首次报道了同种异体胰岛移植成功治疗第一例 1 型糖尿病患者后，全世界进行胰岛移植的例数逐年增加。尽管胰岛移植在糖尿病治疗中已显示出重要的治疗及临床应用价值，但仍面临着众多亟待解决的问题。虽然免疫抑制剂的使用及胰岛移植物保护措施日益完善，且目前世界上多个移植中心报道移植后大多数 1 型糖尿病患者可脱离外源性胰岛素使用达 5 年以上，甚至有部分患者超过 10 年之久，但由于胰岛移植与其他器官移植一样，患者在移植术后需要长期服用价格昂贵的免疫抑制剂，且部分患者由于体内免疫因素、氧化应激及炎症因子等影响，导致胰岛移植物短期内发生功能衰竭，需要再次恢复外源性胰岛素使用或进行二次胰岛移植，这些均在一定程度上给国家、社会及患者家庭带来了沉重的经济负担。虽然目前胰岛移植的基础研究和临床应用取得了极大的发展，全世界接受胰岛移植的糖尿病患者数也逐年递增，但远期疗效差及器官短缺等问题依然严重限制着胰岛移植的发展。此外，由于我国人口基数大，糖尿病患者数量多，且现有器官捐献制度尚不完善，供体器官短缺问题尤为突出。因此，探索新的预防和治疗糖尿病的方法和途径将具有重要意义。

参考文献

1. BALLINGER W F, LACY P E. Transplantation of intact pancreatic islets in rats. Surgery, 1972, 72 (2): 175 – 186.

2. KEMP C B, KNIGHT M J, SCHARP D W, et al. Effect of transplantation site on the results of pancreatic islet isografts in diabetic rats. Diabetologia, 1973, 9 (6): 486 – 491.

3. SUTHERLAND D E, GORES P F, FARNEY A C, et al. Evolution of kidney, pancreas, and islet transplantation for patients with diabetes at the University of Minnesota. American journal of surgery, 1993, 166 (5): 456 – 491.

4. SCHARP D W, LACY P E, SANTIAGO J V, et al. Insulin independence after islet transplantation into type I diabetic patient. Diabetes, 1990, 39 (4): 515 – 518.

5. SHAPIRO A M, LAKEY J R, RYAN E A, et al. Islet transplantation in seven patients with type 1 diabetes mellitus using a glucocorticoid-free immunosuppressive regimen. The New England journal of medicine, 2000, 343 (4): 230 – 238.

6. PEDERSEN-BJERGAARD U, PRAMMING S, HELLER S R, et al. Severe hypoglycaemia in 1076 adult patients with type 1 diabetes: influence of risk markers and selection. Diabetes metabolism research and reviews, 2004, 20 (6): 479 – 486.

7. MERANI S, TOSO C, EMAMAULLEE J, et al. Optimal implantation site for pancreatic islet transplantation. The British journal of surgery, 2008, 95 (12): 1449 – 1461.

8. HENDRAWAN S, YUSUF I, HATTA M, et al. Allogeneic islet cells implant on poly-l-lactide matrix to reduce hyperglycaemia in streptozotocin-induced diabetic rat. Pancreatology, 2017, 17 (3): 411 – 418.

9. RAJAB A. Islet transplantation: alternative sites. Current diabetes reports, 2010, 10 (5): 332 – 337.

10. SHAPIRO A M, POKRYWCZYNSKA M, RICORDI C. Clinical pancreatic islet transplantation. Nat Rev Endocrinol, 2017, 13 (5): 268 – 277.

（何云强　整理）

1 型糖尿病饮食治疗

87. T1DM 饮食治疗的目的

T1DM 饮食治疗的目的是通过合理的饮食管理，配合适当的运动和药物治疗，将血糖控制在理想范围，满足一般和特殊生理状态需要，保证儿童青少年的生长发育需要，满足妊娠和哺乳期妇女代谢增加的需要，有效地防治各种急慢性并发症的发生，提高生活质量。

88. T1DM 饮食治疗的原则

① 通过日常食物的合理搭配来维持膳食营养平衡，保证各种所需的营养素摄入。

② 纠正代谢紊乱：通过平衡饮食与合理营养，以控制血糖、补充优质蛋白质和预防其他必需营养素缺乏。

③ 通过调整能量的摄入与消耗来保持适宜的体重及腰围。

④ 选择适当的食物品种和进食方式以减少血糖的波动，并预防各种急慢性并发症。

⑤ 养成维持终身健康的饮食习惯并提高生活质量，改善整体健康水平。

89. 个体化估算 T1DM 患者饮食热量

成年 T1DM 患者能量摄入按每千克理想体重 25～30 kcal/d 计算，再根据患者的体形、体力活动量及应激状况等调整为个体化的能量推荐值，其中体力活动量和应激状况为影响实际能量消耗的两个主要因素。儿童青少年 T1DM 患者全天总热量供给为 1000 + 年龄 × 公式系数［系数 70～100 kcal/(kg·d)］，公式中系数可结合年龄选择：1～3 岁儿童按 100 kcal/(kg·d)，3～6 岁按 90 kcal/(kg·d)，7～10 岁按 80 kcal/(kg·d)，大于 10 岁者按 70 kcal/(kg·d) 分别计算，再根据胖瘦程度、活动量大小及平日的饮食习惯等调整。0～12 个月婴儿能量摄入推荐 80～90 kcal/(kg·d)。

90. 平衡 T1DM 患者营养素的供给与分配

碳水化合物所提供的能量比例占 50%～60%，应选择"升糖指数"低的食物。脂肪应占全日总热量比例的 20%～30%，以不饱和脂肪酸为主，单不饱和脂肪酸的比例应在 10%～20%，多不饱和脂肪酸的比例应＜10%，建议膳食中增加 ω-3 脂肪酸的摄入，限制胆固醇摄入量，每日不超过 300 mg。蛋白质可占全日总热量比例的 10%~15%，最高不超过 20%，注意选择保证优质蛋白的摄入。保证维生素、微量元素及膳食纤维的摄入。

91. 灵活的碳水化合物计数与胰岛素相匹配

碳水化合物计数法广泛应用于基础－餐时胰岛素治疗和胰岛素泵治疗的患者，尤其适用 T1DM。运用该方法将食物摄入量与血糖水平、胰岛素剂量建立关联，有助于预测餐后血糖值并调整胰岛素剂量，从而有助于改善 T1DM 患者的 HbA1c、增加饮食灵活性、减少血糖波动（特别是低血糖发生率）、减少胰岛素用量。碳水化合物计数法如下。

（1）基本碳水化合物计数法

基本碳水化合物计数法的重点是保持碳水摄入的一致性和每日碳水摄入的均匀分布。对于每天使用固定剂量胰岛素的 T1DM 患者，每天的碳水化合物摄入量应与时间和量保持一致。

（2）精准的食物碳水化合物计算法

在基本法的基础上，要求餐时胰岛素剂量与碳水化合物摄入量相匹配，增加了饮食的灵活性。这种方式要求患者具有较好的自我管理及数学计算能力。精准的食物碳水化合物计算法步骤如下：①计算碳水化合物敏感系数（insulin-tocarbohydrate ratio，ICR）：计算 ICR 是指每个单位的胰岛素对应碳水化合物的量，比值大小与胰岛素敏感性有关，通常用"450法则"（短效胰岛素）或者"500法则"（速效胰岛素）来计算，ICR=500（或450）/每日胰岛素总剂量。一般将碳水化合物敏感系数起始值设为成人1:15，儿童1:（20~25）。碳水化合物敏感系数用于计算摄入的碳水化合物所对应的胰岛素剂量=摄入碳水化合物量（g）/ICR。②计算胰岛素敏感系数（insulin sensitivity factor，ISF）：ISF是指1单位速效或短效胰岛素中和血糖的数量，通常用"1500法则"（短效胰岛素或胰岛素抵抗的患者）或者"1800法则"（速效胰岛素或胰岛素敏感的患者）来计算，ISF=1800（或1500）/每日胰岛素总剂量×18，一般ISF范围为2~5。通过ISF可以计算将餐前血糖降至目标血糖范围所需的胰岛素剂量。③计算校正胰岛素剂量：根据餐前血糖水平高出或低于目标水平的数值，计算胰岛素校正剂量，计算方法为：校正剂量=（实测血糖−目标血糖）/ISF（血糖单位为mmol/L）。若餐前血糖低则应先纠正低血糖，纠正低血糖时增加的碳水化合物数量不计入每日总量中。如餐前血糖在目标范围内，则不需要校正胰岛素剂量。④计算餐时胰岛素剂量：将要摄入的碳水化合物所对应的胰岛素剂量加上校正胰岛素剂量，即为本餐需要注射的胰岛素剂量。

参考文献

1.《儿童青少年糖尿病营养治疗专家共识（2018版）》编写委员会. 儿童青少年糖尿病营养治疗专家共识（2018版）. 中华糖尿病杂志，2018，10（9）：

569 – 577.

2. 中华医学会糖尿病学分会，中国医师协会营养医师专业委员会. 中国糖尿病医学营养治疗指南（2013）. 中华糖尿病杂志，2015，7（2）：73 – 88.

3. 中华医学会糖尿病学分会. 中国 1 型糖尿病诊治指南：胰岛素治疗、医学营养治疗、运动治疗、其他治疗方法. 中国医学前沿杂志（电子版），2013，5（11）：48 – 56.

4. FRANZ M J, MACLEOD J, EVERT A, et al. Academy of nutrition and dietetics nutrition practice guideline for type 1 and type 2 diabetes in adults：Systematic review of evidence for medical nutrition therapy effectiveness and recommendations for integration into the nutrition care process. J Acad Nutr Diet, 2017, 117（10）：1659 – 1679.

（王悦舒　王洪　整理）

1型糖尿病运动治疗

92. 运动治疗是 T1DM 综合治疗的重要组成部分

运动治疗对 T1DM 综合治疗的益处包括：①有助于提高周围组织对胰岛素的敏感性，降低血糖、血脂等；②有利于增强体质，改善心、肺功能；③有利于糖尿病慢性并发症的预防和控制；④有助于放松紧张情绪，增加生活乐趣等。

93. T1DM 运动治疗的适应证与禁忌证

T1DM 运动治疗的适应证：T1DM 患者病情稳定后均应参加多种形式的有氧运动。

T1DM 运动治疗的禁忌证：①各种感染的急性期；②酮症或酮症酸中毒未纠正；③血糖未得到良好的控制（空腹血糖 > 13.9 mmol/L）；④频发低血糖；⑤严重的糖尿病肾病、糖尿病视网膜病变、糖尿病神经病变及有心血管疾病风险未控制的患者。

94. T1DM 运动治疗应遵循个体化和循序渐进的原则

T1DM 患者运动量应遵循个体化和循序渐进的原则，持之以恒，量力而行。推荐 T1DM 患者选择轻至中等或稍强的有氧运动方式，运动强度应保持心率（次/分）=（220 − 年龄）×（60% ~ 70%）或运动时感觉全身发热、出汗，而非大汗淋漓。运动时间宜相对固定，一般在餐后 90 min，每天至少 1 次，每次运动的时间为 30 ~ 60 min（包括运动时 5 ~ 10 min 的热身运动及结束前 10 min 的整理运动，达到中等运动量的时间持续约 30 min）。

运动前后血糖应该在一个合理范围，充分考虑血糖和胰岛素浓度变化趋势、患者安全性及基于经验的患者个人偏好。患者有氧运动的合理起始范围是 7 ~ 10 mmol/L，对于无氧运动和高强度间歇训练，运动前血糖可稍低，保持在 5 ~ 7 mmol/L。如果开始运动前血糖水平 < 7 mmol/L，则碳水化合物的摄入量需要增加。建议血酮升高（≥1.5 mmol/L）时禁止运动，应根据医疗保健专业团队的建议迅速开始血糖管理（表3）。

表3　T1DM 患者运动前根据血糖情况进行综合管理

运动前血糖	综合管理措施
开始血糖低于目标水平（<5 mmol/L）	运动前摄入 10 ~ 20 g 葡萄糖，延迟运动直至血糖 > 5 mmol/L，密切关注低血糖
开始血糖接近目标水平（5 ~ 6.9 mmol/L）	开始有氧运动前摄入 10 g 葡萄糖；可开始无氧运动和高强度间歇训练
开始血糖在目标水平（7 ~ 10 mmol/L）	可开始有氧运动；可开始无氧运动和高强度间歇训练，但是葡萄糖浓度可能上升

（续表）

运动前血糖	综合管理措施
开始血糖轻度高于目标水平 （10.1～15.0 mmol/L）	可开始有氧运动；可开始无氧运动，但是葡萄糖浓度可能上升
开始血糖高于目标水平 （>15 mmol/L）	如果高血糖原因不明（与最近的饮食无关），检查血液中的酮类物质。如果血酮水平适度升高（达到1.4 mmol/L），运动强度应限制在较低强度（<30 min），开始运动前可能需要少量的胰岛素纠正血糖。如果血酮升高（≥1.5 mmol/L），运动是禁忌；如果血酮含量低（<0.6 mmol/L）或尿酮量小于2 mmol/L，可开始进行轻度至中度有氧运动；在运动过程中应监测血糖浓度

95. T1DM 运动治疗的营养管理

T1DM 患者运动前宜准备好易吸收的碳水化合物食品，以防运动中出现低血糖症状，或在运动前有计划地少量加餐或适当减少胰岛素用量；在运动中均衡胰岛素摄入及碳水化合物的摄取相对必要，各种碳水化合物摄入和胰岛素调整策略均可涉及（表4）。运动时应有陪同人员，尤其是具有识别和处理低血糖症状等能力的人。应根据不同年龄段、不同代谢状态的患者个体化地选择运动方式。

表4　有氧运动碳水化合物所需量及低血糖预防策略

	伴有或不伴有糖尿病的运动员有氧运动所需	低胰岛素状态下低血糖的预防	高胰岛素状态下低血糖的预防
运动前进食（低脂肪、低升糖指数）	根据运动强度和类型每千克体重应至少1 g碳水化合物	根据运动强度和类型每千克体重至少1 g碳水化合物	根据运动强度和类型每千克体重至少1 g碳水化合物

（续表）

	伴有或不伴有糖尿病的运动员有氧运动所需	低胰岛素状态下低血糖的预防	高胰岛素状态下低血糖的预防
运动前立即进食（高升糖指数）	不需要碳水化合物	如果血糖 <5 mmol，补充 10～20 g 碳水化合物	如果血糖 <5 mmol，摄入 20～30 g 碳水化合物
运动后进食	每千克体重 1.0～1.2 g 碳水化合物	应遵循运动营养指南以最大限度地恢复胰岛素对血糖的调节	应遵循运动营养指南以最大限度地恢复胰岛素对血糖的调节
运动（持续 30 min）	不需要碳水化合物	如果血糖 <5 mmol，补充 10～20 g 碳水化合物	可能需要 15～30 g 碳水化合物来预防和处理低血糖
运动（持续 30～60 min）	少量碳水化合物（10～15 g/h）可提高表现	低中强度有氧运动，碳水化合物需要 10～15 g/h，取决于运动过程中测得的运动强度与血糖浓度；高强度无氧运动，运动过程中不需要碳水化合物，若血糖 <5 mmol，摄取 10～20 g 碳水化合物	每 30 min 摄取 15～30 g 碳水化合物以防止低血糖
运动（持续 60～150 min）	30～60 g/h 碳水化合物	30～60 g/h 碳水化合物以预防低血糖和提高表现	75 g/h 碳水化合物以预防低血糖和提高表现
运动（持续 >150 min）	60～90 g/h 碳水化合物	摄入碳水化合物 60～90 g/h，适当调整胰岛素剂量以改善血糖	摄入碳水化合物 60～90 g/h，适当调整胰岛素剂量以改善血糖

参考文献

1. 中华医学会糖尿病学分会. 中国糖尿病运动治疗指南. 北京：中华医学电子音像出版社，2012.

2. RIDDELL M C, GALLEN I W, SMART C E, et al. Exercise management in type 1 diabetes：a consensus statement. Lancet Diabetes Endocrinol，2017，5（5）：377 – 390.

3. COLBERG S R, SIGAL R J, YARDLEY J E, et al. Physical activity/exercise and diabetes：a position statement of the American Diabetes Association. Diabetes Care，2016，39（11）：2065 – 2079.

4. 中华医学会糖尿病学分会. 中国1型糖尿病诊治指南：胰岛素治疗、医学营养治疗、运动治疗、其他治疗方法. 中国医学前沿杂志（电子版），2013，5（11）：48 – 56.

5. CHIANG JANE L, MAAHS DAVID M, GARVEY KATHARINE C, et al. Type 1 diabetes in children and adolescents：a position statement by the American Diabetes Association. Diabetes care，2018，41（9）：2026 – 2044.

（王悦舒　王洪　整理）

1 型糖尿病血糖监测与评估

96. 应用血糖仪进行的自我血糖监测是 T1DM 血糖监测的基本形式

血糖达标者每天监测 4 次血糖（早餐前、中餐前、晚餐前、睡前）。治疗开始阶段或出现以下情形时可增加自我血糖监测（self-monitoring of blood glucose，SMBG）频率至 7 次/日或以上（包括进餐前后、睡前、运动前后、发生低血糖时）：①血糖控制不达标；②强烈的血糖控制意愿而 HbA1c 未达标者；③低血糖事件发生频率增加或对低血糖症状的感知降低；④应激状态；⑤备孕、孕期和哺乳期；⑥处于特殊生活状态（如长时间驾驶、从事高危活动或外出旅游等）。

97. 动态血糖监测是 SMBG 有益的补充

推荐有条件的患者血糖波动较大时进行动态血糖监测

(continuous glucose monitoring，CGM)。存在以下情况的 T1DM 患者强烈推荐采用 CGM 监测方案：①新生儿、婴幼儿、学龄前儿童、妊娠期血糖波动较大者；②有严重并发症或正在接受可能导致血糖波动的治疗者；③现阶段有无感知的低血糖、夜间低血糖、较高频率的低血糖事件（每周 2 次以上），严重影响生活者。此外，近年来葡萄糖监测新指标在目标范围内时间（time in range，TIR）逐渐引起重视，TIR 一般指 24 小时内葡萄糖在目标范围内（通常为 3.9~10.0 mmol/L）的时间或其所占的百分比。T1DM 患者 TIR 控制范围推荐为 70% 以上，同时葡萄糖在 3.9 mmol/L 以下的 TIR 应 < 3%，在 3.0 mmol/L 以下的 TIR 应 < 1%。SMBG 数据亦可用于计算 TIR，但一般要求检测点至少为 7 个。

98. T1DM 患者应定期监测糖化血红蛋白

血糖控制良好的情况下，成人 T1DM 患者每 3~6 个月、儿童青少年 T1DM 患者每 3 个月检测 1 次 HbA1c。综合考虑每日活动量、良好血糖控制的意愿、发生并发症的可能性、并发症、低血糖发生频率和低血糖史等因素，为每个 T1DM 患者制定个体化的糖化目标。

99. 血糖评估对反映降糖治疗的效果及指导治疗方案的调整有重要的意义

HbA1c 达标是 T1DM 血糖评估方法之一：一般成人 T1DM 合理的 HbA1c 控制目标是 <7.0%。无低血糖、病程较短、预期寿命较长和无明显心脑血管并发症者建议目标更严格（≤6.5%；年龄 <18 岁的青少年患者 HbA1c 目标为 <7.5%）。其他特殊人群或情况下，血糖控制目标遵从个体化原则：①老年患者如无并发症且预期寿命长者，HbA1c 目标为 <7.5%；②合并轻中度并发症者 HbA1c 目标为 <8.0%；③合并严重并发症、一般情况差者 HbA1c 目标为 <8.5%。

定期评估和记录 T1DM 患者低血糖事件的发生情况以调整治疗方案：有低血糖风险的患者在每次就诊时应该询问症状性和无症状性低血糖，对于无症状性低血糖或出现过一次或多次严重低血糖的患者，应该重新评估其治疗方案。例如，患者存在无症状性低血糖或严重低血糖事件，应该放宽血糖控制目标，严格避免近期再次发生无症状性低血糖或严重低血糖事件。

血糖波动的评估指标包括：①日内血糖波动的评估指标包括平均血糖波动幅度（mean amplitude of glycemic excursions，MAGE）、血糖水平的标准差（standard deviation of blood glucose，SDBG）、血糖波动于某一范围的时间百分比、曲线下面积或频数分布、最大血糖波动幅度（largest amplitude of glycemic excursions，

LAGE）、M-值；②日间血糖波动的评估指标包括空腹血糖变异系数（fasting plasma glucose – coefficient of variation，FPG-CV）和日间血糖平均绝对差（means of daily differences，MODD）；③餐后血糖波动的评估指标包括平均进餐波动指数和餐后血糖的时间与曲线下面积增值。

参考文献

1. 杨涛，郭立新，翁建平，等.《中国1型糖尿病胰岛素治疗指南》解读. 中华医学信息导报，2017，32（1）：21.

2. 中华医学会糖尿病学分会. 中国1型糖尿病胰岛素治疗指南. 中华糖尿病杂志，2016，8（10）：591－597.

3. 施云，沈敏，徐湘婷，等. 扫描式葡萄糖监测系统对1型糖尿病患者血糖控制的影响. 中华内分泌代谢杂志，2019，35（5）：383－386.

4. 中华医学会糖尿病学分会. 中国1型糖尿病诊治指南：胰岛素治疗、医学营养治疗、运动治疗、其他治疗方法. 中国医学前沿杂志（电子版），2013，5（11）：48－56.

5. American Diabetes Association. American diabetes association standards of medical care in diabetes—2020. Diabetes Care，2020，43（suppl 1）：S1－S212.

（王悦舒　朱敏　整理）

1 型糖尿病心理健康

绝大多数 T1DM 在 25 岁前起病,复杂的管理使得儿童青少年及其家人难以完全遵守治疗建议,除了面对糖尿病带来的各种治疗和管理上的痛苦,儿童青少年还要应对生理心理快速发展变化的成长烦恼。此外,中国求学、就业形势压力等造成患者无法实事求是地暴露病情,学校及用人单位对患者的歧视和社会成见带来的羞辱感、恐惧感和罪恶感,常导致儿童青少年 T1DM 患者更差的自我管理行为和抑郁等负性情绪出现。

100. T1DM 常见心理问题及特点

患者及其家属会在确诊后经历一个从否认到接受的过程,即经历悲伤、应对压力与困难及适应的过程,青少年时期是心理障碍发生的高风险期。

(1) 一般心理行为问题

患者易出现恐惧、低自尊、人际敏感、回避社交、自我评价低等行为反应。T1DM 患者中儿童青少年较多，家庭因素更显重要，如父母的情绪与行为会影响患者的情绪与行为。

（2）焦虑和抑郁

焦虑常见于疾病早期，随着病程的延长，抑郁的发生率增加，治疗效果不佳是导致抑郁的最主要因素，社交退缩是最多见的行为问题。美国糖尿病协会建议对 10 岁以上的儿童青少年 T1DM 患者进行抑郁症状的筛查。

（3）进食行为问题

一种是神经症性厌食，以过度限制热量摄入，伴有过度躯体运动为临床特征；另一种为神经症性贪食，以过度进食，进食后常以刺激咽喉呕吐来达到减轻体重的目的。在门诊及个案管理中，若患者出现不寻常的低热量饮食、无法解释的糖化血红蛋白升高、月经不调等情况，应高度警惕进食行为问题。

（4）家庭社会问题

家庭成员对糖尿病的态度和情绪反应、家庭的和谐度、父母的教养方式、社会同伴的相处支持等都是影响儿童青少年 T1DM 患者接受和适应糖尿病的重要因素。尤其是青春期后家庭冲突容易增加，患者更容易表现为不服从。父母和家庭在对儿童青少年 T1DM 患者进行医疗和心理干预的过程中尤为重要。

（5）低血糖恐惧

低血糖严重程度与低血糖恐惧成正比，长期或明显的低血糖恐惧会对患者的生活质量、情绪体验及糖尿病管理带来负面的影响。在个案管理中，应增加对低血糖恐惧的认知，协助患者及家属寻找低血糖发生的原因，进行行为、药物、处理方法的调整以减少低血糖的发生。

(6) 认知功能损害

对于正处在学龄期的儿童青少年，越早出现糖尿病认知功能损害影响就越大。长期的血糖控制不佳、低血糖会影响其学习及反应能力。研究显示，糖化血红蛋白水平与总智商、言语智商及操作智商呈显著负相关。

101. T1DM 糖尿病的心理治疗策略

发病初期是心理行为干预的关键时期，应建立跨专业的心理和行为健康专家团队，采取多学科合作，结合糖尿病的自我管理和生活方式进行综合干预。

① 良好适宜的住院环境，有利于住院患者的情绪放松，对于异常紧张或焦虑的患者，可以在安静的环境下行放松锻炼。

② 采取针对性的心理护理，推荐采用看图对话、集体活动（冬令营、夏令营等）、结构化课程、同伴教育、网络课程等可以让患者及其家属参与的方式学习相关知识，团体形式的干预利于患者之间的交流。

③ 所有 T1DM 患者应定期进行社会心理问题的初步筛查，目前可采用两种方法，或两种方法相结合的方法进行：一种是结构式或半结构式访谈；另一种是使用相关的问卷或量表进行检测。

④ 心理社会干预应纳入糖尿病护理计划，糖尿病工作者需掌握常用的心理干预方法，关注不同时期 T1DM 患者及其家属的心理变化。针对有心理问题的个案，推荐家庭成员或其信任的同伴共同参与处理，必要时转介专业心理、精神卫生人员。

我国规范的 T1DM 自我管理干预方案欠缺，常忽略青少年 T1DM 患者的心理行为问题。心理问题与患者病情控制差密切相关，也间接影响了患儿对疾病知识的获取途径。本团队创新引进青少年 T1DM 糖尿病行为评定量表（diabetes behavior rating scale，DBRS）、心理韧性优势量表（diabetes strengths and resilience measure for adolescents，DSTAR-Teen），填补国内无儿童青少年 T1DM 心理行为测评工具的空白。近两年由糖尿病专科护士应用敏感性及特异性高的工具在临床快速、有效地检测患者自我管理缺陷，挖掘积极心理优势再给予针对性个案管理。强化对心理、行为评估，及时调整干预方式，以帮助患者维持良好的心境和积极的应对心态，改善与他人的关系，保持健康的生活状态。

参考文献

1. YOUNG-HYMAN D, DE GROOT M, HILL-BRIGGS F, et al. Psychosocial care for people with diabetes: a position statement of the American Diabetes Association. Diabetes Care, 2016, 39（12）: 2126 – 2140.

2. XU J, LUO D, ZHU M, et al. Translation and its psychometric characteristic of the diabetes strengths and resilience measure among Chinese adolescents with type 1 diabetes. Journal of Pediatric Nursing, 2020, 50: e2 – e7.

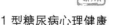

3. ZHU J, XU J, CHEN Y, et al. Cross-cultural adaption and psychometric properties of the Chinese version of the Diabetes Behavior Rating Scale：a pilot study. Sci China Life Sci, 2018, 61（3）：310 – 317.

4. OLMSTED M P, COHON P A, DANEMAN D A, et al. Prediction of the onset of disturbed eating behavior in adolescent girls with type 1 diabetes. Diabetes Care, 2008, 31（10）：1978 – 1982.

5. HAGGER V, HENDRIECKX C, STURT J, et al. Diabetes distress among adolescents with type 1 diabetes：a systematic review. Curr Diab Rep, 2016, 16（1）：9.

6. CHIANG J L, MAAHS D M, GARVEY K C, et al. Type 1 diabetes in children and adolescents：a position statement by the American Diabetes Association. Diabetes Care, 2018, 41（9）：2026 – 2044.

7. 刘蔚, 纪立农, 苏夜阳, 等. 中国1型糖尿病的社会成见：请停止对这种可控慢性病患者的歧视. 中国糖尿病杂志, 2015, 3：195 – 197.

8. DELAMATER A M, DE W M, MCDARBY V, et al. Psychological care of children and adolescents with type 1 diabetes. Pediatric Diabetes, 2014, 15（S20）：S232 – S244.

（徐晶晶　整理）

1 型糖尿病胰岛素注射及注射部位管理

T1DM 终生依赖外源性胰岛素注射治疗，杨涛教授研究团队组稿的《中国 1 型糖尿病胰岛素治疗指南》规范了国内 T1DM 胰岛素治疗，但胰岛素注射装置的选择、注射技术及注射部位皮肤的管理往往容易被忽视。

102. 注射治疗的教育

需要医务人员掌握专业的胰岛素注射技术、系统化的教育，形成患者胰岛素注射自我管理闭环，推荐将注射技术及皮肤管理纳入护理门诊随访内容，定期评估患者胰岛素注射存在的问题，进行个体化教育治疗。

103. T1DM 注射前评价

①儿童在强烈身体抵抗时不建议注射，以免断针。②年幼患儿可采用分散其注意力或游戏疗法。③年龄较大的患儿采用认知行为疗法，如放松训练、引导式图像、分级暴露、积极地行为演练、模拟与强化和激励计划。④对成年患者可用生理盐水或胰岛素稀释液演示自我注射方法。⑤青少年患者中偶有遗漏注射的现象，可引导其在周末或节假日等特殊时期制定灵活注射时间表，但这种行为不应该经常出现。⑥当出现注射剂量与血糖控制水平不一致或患者体重无故下降时，应协助患者分析原因，如遗漏注射、皮下脂肪增生、生活方式改变等。

104. T1DM 注射装置及注射要点

临床上常见的注射装置包括胰岛素注射笔、胰岛素专用注射器、胰岛素泵、无针注射器。

(1) 注射部位选择

推荐选取皮下脂肪丰富处：耻骨联合以上约 1 cm；最低肋缘以下约 1 cm；脐周 2.5 cm 以外的双侧腹部；双侧大腿前外侧的上 1/3（非膝盖附近）；双侧臀部外上侧；上臂外侧的中 1/3（避开三角肌下缘，可选择侧面或后侧部位）。儿童或身材偏瘦的患者选择臀部上端外侧可降低肌内注射的危险。

（2）注射部位的轮换

进行不同注射部位之间的轮换和同一注射部位内的轮换（图7）；同一部位内的注射点间隔至少1 cm，避开皮肤感染处、瘢痕、皮下硬结及毛发根部。

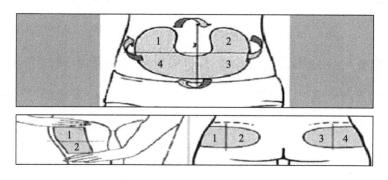

图7　不同注射部位之间的轮换和同一注射部位内的轮换

（3）注射手法（捏皮）

腹部是妊娠期胰岛素给药的安全部位，妊娠期的后3个月应避免在脐周注射，妊娠后期内如有剖宫产手术风险者，建议避免在腹部注射，可在侧腹部捏皮注射。

（4）注射针头选择

儿童：4 mm针头是儿童最安全的注射笔用针头，除幼童需捏皮，其余大多可垂直刺入皮肤；使用≥5 mm注射笔用针头的儿童，应捏皮注射；学龄前儿童可用6 mm注射器针头45°倾斜注射以替代捏皮。

成人：使用较短（4 mm或5 mm）的针头时，大部分患者无须捏起皮肤，并可90°进针；使用较长（≥6mm）的针头时，需要捏皮和（或）45°进针以降低肌内注射风险。

105. 注射部位皮肤管理

患者随诊时应至护理门诊处检查注射部位皮肤，如有异常应增加检查频次。专业人员可采用常规临床视诊、触诊评估，本团队尝试超声影像学检查，以期更早期、精准发现异常皮肤情况，及时采取有效干预措施。

（1）皮下脂肪增生

一种常见并发症，注射部位的皮下组织出现增厚的"橡皮样"病变，质地硬，或呈瘢痕样改变（图8）。在脂肪增生处注射胰岛素，会使药物吸收缓慢，波动性增大，血糖控制效果下降。胰岛素的使用时间、更换针头频率、不正确的注射部位轮换是导致脂肪增生的3个独立危险因素。

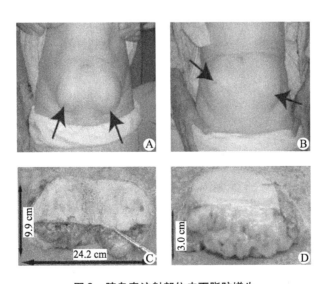

图8　胰岛素注射部位皮下脂肪增生

1）医护人员掌握正确的检查方法，至少每年检查一次患者注射部位；对于年幼不配合患者，选择转移其注意力方式，短时间完成临检。①有检查床时，患者取平卧位（放松腹部肌肉），弯曲膝盖（放松大腿股四头肌肌肉），手臂交叉置于胸部（放松手臂肌肉）；无检查床时，患者坐位，弯曲膝盖，双臂放松置于腿上，医护人员同样取坐位进行检查。②视诊：观察注射部位皮肤外观、颜色、毛发与非注射部位的差异（条件允许的情况下推荐使用可调节光源照射检查部位，调整角度 30°～45°以便能够看清皮肤表面细微隆起或凹陷）。③脂肪增生视诊判断：局部凸起或呈丘状，高于周围皮肤表面，伴或不伴有皮肤颜色或毛发分布的变化；偶尔也可仅表现为一块有光泽或过度色素沉着（尤其是深色皮肤的人）的区域和（或）脱毛的区域色素沉着；如发现脂肪增生，用无菌标记笔标记中心点为触诊做准备。

2）触诊：摩擦双手或将手浸入温水中，待手温暖后将润滑剂涂抹于注射区域并用指尖触诊，以轻柔按摩的方式（向前或画圈），由周边正常区域向注射区域推进。①脂肪增生触诊判断：正常柔软、有弹性的皮下脂肪组织，变为质韧、橡皮状或缺乏弹性的组织，皮下脂肪组织相较于正常组织有增厚的"橡皮样"病变，质地硬。异常区域的边缘清晰并且容易感受到组织的分界，为周围软组织中突然出现的"抬高处"。②如发现脂肪增生，判定脂肪增生区的范围并经患者同意用安全无菌标记笔标记：沿最大径线测量长度及宽度，单位为"mm"。③超声影像学检查：国外及本团队有在脂肪增生识别及部位管理中应用超声，并归纳了特征性的超声表现；特别在早期的或呈"软性"的脂肪增生中具有更好的敏感性及特异性。目前尚有待进一步探索影像学检查在脂肪增生精准诊断及疗效评估方面的作用。

（2）记录

推荐以人体图或体表标记为参考，准确记录临检结果：脂肪增生具体部位、长度、宽度、有无色素沉着等；必要时经患者同意，从 1 m 的距离处拍摄病变部位：不要开闪光，采用来自侧面的光源显示表面轮廓。

（3）处理

教育患者应停止在皮下脂肪增生部位注射，直至下一次医护人员重新评估；协助患者选择合适的注射部位，强化部位轮换、一次性针头使用等正确注射技术的教育；注射部位由脂肪增生处轮换至正常组织时，需增加血糖监测次数，必要时减少胰岛素剂量（10%～20%），预防低血糖发生；教会患者或主要照顾者居家皮肤检查方法（使用肥皂或洗手液作为润滑剂）；对已发生的皮下脂肪增生可选择性应用硫酸镁湿敷，水胶体人工皮、中药外敷，红外线照射等物理方法缓解。

1）脂肪萎缩：脂肪萎缩较为罕见，表现为皮肤不同程度的凹陷，患有其他自身免疫疾病的年轻女性发生风险可能更高。当在脂肪萎缩部位注射时，胰岛素的吸收发生显著波动。出现萎缩时，应更换胰岛素剂型，改变注射部位或使用胰岛素泵，可能的话可在脂肪萎缩处注射糖皮质激素。

2）疼痛：与针头长度、直径及注射环境有关。减轻注射疼痛的方法包括：室温保存正在使用的胰岛素；应于酒精彻底挥发后注射；避免在体毛根部注射；选择更短的针头，针头刺入皮肤应平滑前进，而非猛戳；胰岛素注射剂量较大会造成疼痛，可将胰岛素剂量拆分或提高胰岛素浓度；如果疼痛持续发生，应寻求医护人员帮助。

（4）出血和淤血

针头在注射过程中偶尔会碰到血管或毛细血管床产生局部出血或淤青。在出血部位按压 5～10 s，应能止血。出现频发或过度的出血和（或）淤青时，应仔细评估注射技术并确认患者是否存在凝血功能障碍或使用了抗凝药物。

参考文献

1. 杨涛，郭立新，翁建平，等.《中国 1 型糖尿病胰岛素治疗指南》解读. 中华医学信息导报，2017，32（1）：21.

2. 中华糖尿病杂志指南与共识编写委员会. 中国糖尿病药物注射技术指南（2016 年版）. 中华糖尿病杂志，2017，9（2）：79－105.

3. FRID A H，KREUGEL G，GRASSI G，et al. New insulin delivery recommendations. Mayo Clinic Proceedings，2016，91（9）：1231－1255.

4. JUIP M，FITZNER K. A problem-solving approach to effective insulin injection for patients at either end of the body massindex. Popul Health Manag，2012，15（3）：168－173.

5. SONG Z Q，GUO X H，JI L N，et al. Insulin injection technique in China

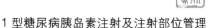
compared with the rest of the world. Diabetes Therapy, 2018, 9 (6): 2357 – 2368.

6. FRID A H, HIRSCH L J, MENCHIOR A R, et al. Worldwide injection technique questionnaire study: population parameters and injection practices. Mayo Clinic proceedings, 2016, 91 (9): 1212 – 1223.

7. 郭晓蕙. 中国胰岛素泵治疗护理管理规范. 1 版. 天津: 天津科学技术出版社, 2017.

8. HAYA A G, RABAB H, ANGUS F, et al. A systematic review of ultrasound-detected lipohypertrophy in insulin-exposed people with diabetes. Diabetes Therapy, 2018, 9 (5): 1741 – 1756.

9. ZABALETA-DEL-OLMO E, VLACHO B, JODAR-FERNÁNDEZ LINA, et al. Safety of the reuse of needles for subcutaneous insulin injection: a systematic review and meta-analysis. Int J Nurs Stud, 2016, 60: 121 – 132.

（朱敏　整理）

1 型糖尿病胰岛素泵院内、院外护理

胰岛素泵治疗是通过人工智能控制，以脉冲式皮下输注的方式，模拟胰岛素的生理分泌模式从而控制高血糖的一种胰岛素治疗方法，能根据进餐时间、食物种类、进餐量，灵活调整餐前大剂量，有利于血糖控制。T1DM 患者是胰岛素泵的绝对适应人群，患者和医护人员的正确使用对胰岛素泵成功应用至关重要。

106. 胰岛素泵的院内管理

① 对用泵的 T1DM 患者在急诊或非专科住院病房，如患者无法自行操作胰岛素泵，应立即联系专科医生对泵的设置做出调整。住院患者和主治医生不应轻易停泵，必要时咨询内分泌科专家意见。

② 本团队在全院多学科协作的基础上，构建了以内分泌科医

生、糖尿病专科护士（胰岛素泵师）、营养师等为主的跨学科团队精细血糖管理模式。以带泵患者个体化血糖控制目标为导向，实施血糖预执行医嘱处方；同时明确团队成员岗位职责，强化分级培训考核，实现了 T1DM 在非内分泌科室带泵治疗的同质化达标。

③ 住院患者遵循跨学科团队精细血糖管理模式，对特殊难治性患者推荐使用 3C 管理：实时动态血糖监测（continuous glucose monitoring，CGM）、胰岛素持续输注（continuous subcutaneous insulin infusion，CSII）、糖尿病信息管理（Care Link），结合院内血糖联网系统，以最新推荐的葡萄糖在目标范围内时间指标来评估血糖，协助临床医生快速、精准、安全地将患者血糖调控达标。

107. 胰岛素泵的院外护理

胰岛素泵为精密仪器，儿童操作和护理需要完全依赖监护人；对于没有医学背景知识的家庭护理监护人，院外用泵会有潜在低血糖和胰岛素泵相关不良事件的发生风险；部分患者自我管理的依从性欠佳，过度依赖胰岛素泵，导致治疗效果不佳或频发负性事件而产生不良治疗体验，需要医护人员专业的跟踪随访以及良好的售后服务。

（1）安全用泵：按胰岛素注射要求保障安全注射

患者及监护人需了解胰岛素泵工作原理和注意事项，做好用泵前的物品准备；推荐患者去糖尿病护理门诊定期随诊，与医务人员共同讨论血糖监测的结果和调整胰岛素剂量。胰岛素泵注射及输注管路选择推荐：①1~3月龄的患儿可选择在大腿进行胰岛素泵植入；②6~12月龄的患儿喜匍匐爬行，选择大腿前外侧上三分之一，避免对注射部位造成摩擦；③婴幼儿及学龄前儿童建议使用20°~45°（斜插式管路）的锐角植入输注管路；④能独立完成植入过程的儿童建议使用90°（直插式管路）植入角度的输注管路；⑤临床实践中可选助针器辅助植入/手动植入的方式，用手动植入时需要捏皮；⑥输注管路根据患者身高、活动情况及植入部位选择，建议使用长度较短的（通常为60 cm）。

（2）T1DM 延伸指导

胰岛素泵适用于 T1DM，在正确用泵的同时应教会患者注射部位皮肤管理、碳水化合物计算、胰岛素敏感系数计算、运动匹配、低血糖处理等，详见以上章节相关内容指导。

（3）建立随访系统

成人用泵开始治疗后3~7天内应接受内分泌糖尿病专家或专科护士的回访；居家随访应定期进行，最初至少每月1次，胰岛素泵方案稳定后可每3个月1次；儿童青少年用泵，管理的主体多为监护人，应充分评估监护人的文化与接受水平；本团队护理门诊专家借助互联网作为院外护理的延伸，对用泵患者及家属进行全方位、多维度、长期、持续的系统管理。

（4）院外胰岛素泵治疗的常见问题及处理

① 低血糖：患者的治疗方案需定期寻求专业的医务人员帮助

调整，学会胰岛素泵剂量与饮食、运动合理匹配。

② 局部皮肤问题：患者输注部位推荐每 2 ~ 3 天更换 1 次，每个注射点之间应间隔 2 ~ 3 cm，按照"M"或"W"原则进行部位轮换，具体皮肤问题可参考观点 105 相关内容。

③ 胰岛素泵操作不当：部分患者因减少更换耗材及注射部位的次数而导致堵管；接触水源或放射检查时应安全将胰岛素泵分离；识别和及时处理各类报警问题以防意外脱泵。

④ 日常监测：推荐每日进行 4 ~ 10 次强化末梢血糖监测，有条件可应用动态血糖监测，扫描式葡萄糖监测（flash glucose monitoring，FGM）成为传统血糖监测方法的有效补充，有异常时使用末梢血糖进行校正。

⑤ 建立随访系统，糖尿病团队应该结合血糖监测结果、动态血糖图谱（ambulatory glucose profile，AGP）、日常行为记录或量表测评，定期评估目前的泵治疗是否适合患者。

⑥ 糖尿病团队或胰岛素泵公司的专业人员应该提供涵盖技术操作的各个方面的培训，但是仅仅短期的、不连续的培训，并不能防范因胰岛素泵操作不当所致的负性事件；应强调长期持续带泵患者的自我管理及支持，以使胰岛素泵疗法获得良好结果。

参考文献

1. DICEMBRINI I, PALA L, CALIRI M, et al. Combined continuous glucose monitoring and subcutaneous insulin infusion versus self-monitoring of blood glucose with

optimized multiple injections in type 1 diabetes：A randomized cross-over trial. Diabetes Obes Metab, 2020, 22（8）：1286－1291.

2. CLARKE A B M, AHSAN H, HARRINGTON J, et al. Assessing allied health-care professional time in pediatric type 1 diabetes：associations with clinical factors, technology and social determinants. Can J Diabetes, 2020, 44（5）：387－393.

3. 郭晓蕙. 中国胰岛素泵治疗护理管理规范. 1 版. 天津：天津科学技术出版社, 217.

4. 中华医学会糖尿病学分会血糖监测学组. 中国扫描式葡萄糖监测技术临床应用专家共识. 中华糖尿病杂志, 2018, 10（11）：697－700.

5. 徐晶晶, 朱敏, 何畏, 等. 跨学科团队精细血糖管理在非内分泌科胰岛素泵治疗患者中的应用与效果. 中国护理管理, 2018, 18（8）：1021－1024.

6. DANNE T, NIMRI R, BATTELINO T, et al. International consensus on use of continuous glucose monitoring. Diabetes Care, 2017, 40（12）：1631－1640.

（徐晶晶　整理）

出版者后记
Postscript

科学技术文献出版社自 1973 年成立即开始出版医学图书，40余年来，医学图书的内容和出版形式都发生了很大变化，这些无一不与医学的发展和进步相关。《中国医学临床百家》从 2016 年策划至今，感谢 600 余位权威专家对每本书、每个细节的精雕细琢，现已出版作品近百种。2018 年，丛书全面展开学科总主编制，由各个学科权威专家指导本学科相关出版工作，我们以饱满的热情迎来了《中国医学临床百家》丛书各个分卷的诞生，也期待着《中国医学临床百家》丛书的出版工作更加科学与规范。

近几年，中国的临床医学有了很大的发展，在国际医学领域也开始崭露头角。以北京天坛医院牵头的 CHANCE 研究成果改写美国脑血管病二级预防指南为标志，中国一批临床专家的科研成果正在走向世界。但是，这些权威临床专家的科研成果多数首先发表在国外期刊上，之后才在国内期刊、会议中展现。如果出版专著，又为多人合著，专家个人的观点和成果精华被稀释。为改变这种零落的展现方式，作为科技部主管的唯一一家出版机构，我们有责任为中国的临床医生提供一个系统展示临床研究成果的舞台。为此，我们策划出版了这套高端医学专著——《中国医学临床百家》丛书。

"百家"既指临床各学科的权威专家，也取百家争鸣之义。

丛书中每一本书阐述一种疾病的最新研究成果及专家观点，按年度持续出版，强调医学知识的权威性和时效性，以期细致、连续、全面展示我国临床医学的发展历程。与其他医学专著相比，本丛书具有出版周期短、持续性强、主题突出、内容精练、阅读体验佳等特点。在图书出版的同时，同步通过万方数据库等互联网平台进入全国的医院，让各级临床医师和医学科研人员通过数据库检索到专家观点，并能迅速在临床实践中得以应用。

在与作者沟通过程中，他们对丛书出版的高度认可给了我们坚定的信心。北京协和医院邱贵兴院士说"这个项目是出版界的创新……项目持续开展下去，对促进中国临床学科的发展能起到很大作用"。中国工程院院士孙颖浩表示"我鼓励我国的泌尿外科医生把自己的创新成果和宝贵的经验传播给国内同行，我期待本丛书的出版"；北京大学第一医院霍勇教授认为"百家丛书很有意义"。我们感谢这么多临床专家积极参与本丛书的写作，他们在深夜里的奋笔，感动着我们，鼓舞着我们，这是对本丛书的巨大支持，也是对我们出版工作的肯定，我们由衷地感谢作者的支持与付出！

在传统媒体与新兴媒体相融合的今天，打造好这套在互联网时代出版与传播的高端医学专著，为临床科研成果的快速转化服务，为中国临床医学的创新及临床医师诊疗水平的提升服务，我们一直在努力！

科学技术文献出版社